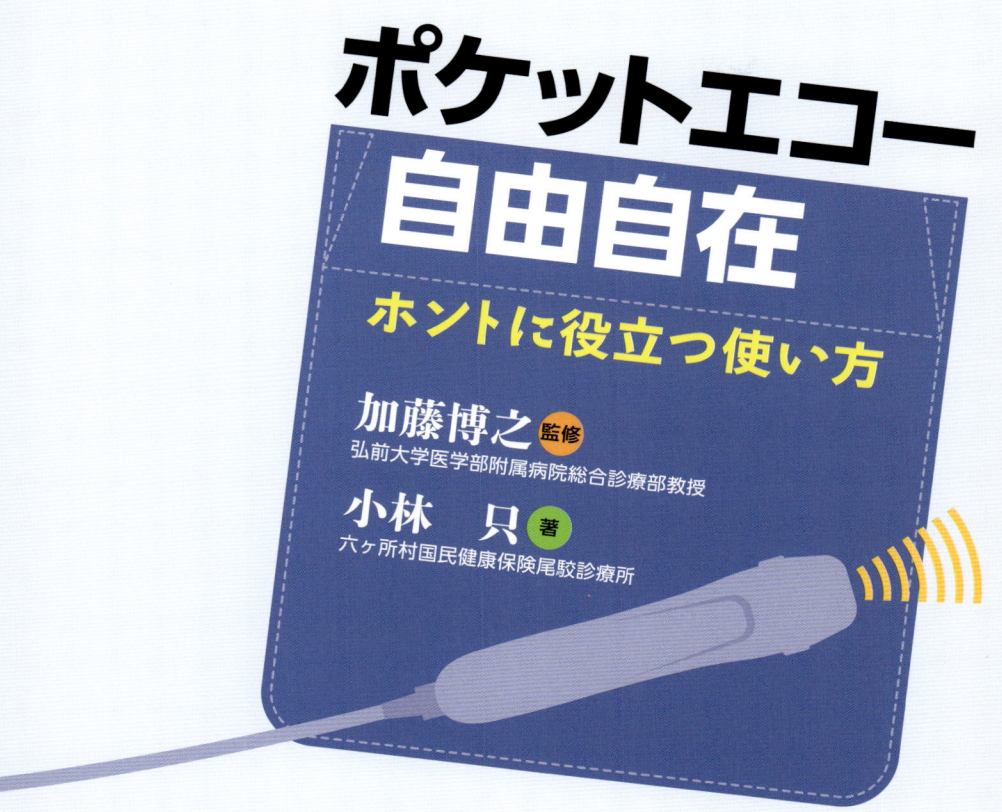

ポケットエコー自由自在

ホントに役立つ使い方

加藤博之 監修
弘前大学医学部附属病院総合診療部教授

小林 只 著
六ヶ所村国民健康保険尾駮診療所

中外医学社

【本書で扱った超音波診断装置の医療機器認証番号】

製造販売：GE ヘルスケア・ジャパン株式会社
販売名：汎用超音波診断装置　Vscan
医療機器認証番号：221ABBZX00252000 号
"Vscan1.2"は，上記医療機器のシリーズ名称です

製造販売：株式会社メディコスヒラタ
販売名：超音波画像診断装置　SeeMore
医療機器認証番号：223ADBZX00046000

製造販売：持田シーメンスメディカルシステム株式会社
一般的名称：汎用超音波画像診断装置
販売名：アキュソン P10
医療機器認証番号：220AABZX00077000

監修の序

　本格的な高齢時代に突入した日本は，当然のことながら高齢者の医療についても「待ったなし」の状況になってきている．マクロの視点で見れば「誰が高齢者を診るのか，看るのか」，「医療費はどう工面するのか」という医療・介護のマンパワーと医療経済の問題だけでも，容易に解決策を見出せない問題であり，国民的なコンセンサスを得るための大きな議論が避けられない状況になってきている．一方，ミクロの視点から見れば，我々医療従事者は日々実際に高齢者の医療に奮闘しており，多くのサポートを必要としている．

　在宅医療・訪問診療は，今後爆発的に増加してゆく可能性が高いが，近年登場してきたポケットエコーと呼ばれる携帯式の小型のエコーは，在宅医療を支えるツールとして大きな可能性を感じさせる．ただ登場してまだ日も浅いため，その使い方が十分に周知されているとは言いがたい．

　そんな折に，今回プライマリ・ケアの若手のホープである小林只先生が本書を上梓されたことは，誠に時宜を得たものと言えるだろう．本書は「在宅医療や診療所をはじめ，資源が十分に揃っていない医療現場で，ポケットエコーが，どのような状況で，どう役立つのか，どう使用すべきか」に視点を置いた誠にユニークな編集となっている．さらに著者ならではの先駆的な使用法についても触れられており「ポケットエコーを使うと，こんなことまでわかるのか！」という新鮮な驚きも感じる．読者諸兄がポケットエコーによる診療の新境地を開くために，本書がお役に立てれば誠に幸いである．

　　　　　　　　　　　　　　弘前大学医学部附属病院総合診療部教授　加藤博之

序

「最近，小さいエコーがあるみたいだけど，ホントに役に立つの？」
「今まで，エコーなんて使ったことないし……ちょっとな〜」
「エコーは聴診器代わりっていうけど……」
「往診に持って行ってるけど，実際あんまり使ってない」

　本書を手にしてくれたあなたは，少なくとも「ポケットエコー」に興味がある方でしょう．しかし，上記のような考えが脳裏に浮かんでいるかもしれません．従来のエコーに関する書籍は，正常画像と異常画像のイラスト集が主であり，どんな場面でどのように使用するかという実際の症例集は多くはありません．本書は，在宅医療という現場で，実際にポケットエコーが「臨床的な判断に影響する」場面を，症例ベースに解説しながら，「役に立つ場面」，「役に立たない場面」の両者を記載しています．

　「役に立つ」理由・場面を知ること，探すことは重要です．一方で，「役に立たない」理由を考察することもまた重要です．そのため，「役に立たない」理由が，「使用者のスキル向上が必要」，「機械自体の発展が必要」，「そもそもエコー自体が役に立ちにくい状況」のどれに合致するかという視点も記載しました．そして，従来の腹部・心臓領域だけでなく整形外科分野などの他科領域におけるポケットエコーの使い方に関しても，今後の可能性を含めた記載を試みました．

　日本は，あと約10年で団塊の世代が後期高齢者になります．地方ではすでに高齢化が言われて久しいですが，これからは都市部でも年齢構成が地方のような状況になってきます．訪問診療増加（金銭的・社会的に病院を受診できない高齢者），在宅での看取り（医療機関だけで看取りきれない）の増加は避けられない現状で，今まで訪問診療にまったく縁のなかった開業している都会の中堅医師達が，すでに「やらざるをえない状況」に追い込まれつつあ

ります．訪問診療は病院における診療とは当然異なります．限られた情報だけで難しい判断を迫られることもあります．そんなときにポケットエコーという，使いようによっては大変便利な道具が登場してきました．本書によって，地域医療を支える医師達の現場での判断に少しでも「安心感」を与えられたら幸いです．

　　　　　　　　　　　　　　　六ケ所村国民健康保険尾駮診療所　小　林　　　只

目　次

| 総論　ポケットエコーの活躍する場（病院，診療所，在宅） | 1 |

| 各論をはじめる前に | 4 |

【各論】

ポケットエコー達人への道

症例1	「おばあちゃん，本当に死んじゃったの？」	6
コラム1	不整脈とエコー	10
症例2	「オシッコがでなくなりました」	13
コラム2	訪問看護とポケットエコーの近未来	19
症例3	「エコーで熱源を探せ！」	20
コラム3	往診での熱源検索	25
症例4	「時々お腹を痛がっています」	28
コラム4	技術進歩の方向性	34
症例5	「ゼーゼー……心臓？　肺？」	36
コラム5	エコーによる心不全のForrester分類（案）	41
症例6	「しまった！　ツマッた？」（気管？　血管？　それとも……）	43
コラム6	急性呼吸不全マネジメントのフローチャート	48
症例7	「ギックリ腰を見抜け！」	54
コラム7	現在のポケットエコー機種比較	56

【各論】

ポケットエコーの先導的試行

1. 胃　瘻	61
2. 経鼻胃管	65
3. 眼　球	71
4. 整形外科分野（椎体, 膝関節, 股関節, 肩関節）	73
5. 硬膜外腔	78
6. 褥　瘡	80
7. 体表血管（頸動脈, 椎骨動脈, 橈骨動脈）	82

最後に―ポケットエコーと今後の展望 …………………………… 84

索引 ………………………………………………………………… 85

総論

ポケットエコーの活躍する場
(病院，診療所，在宅)

ポケットエコーと設置型エコーにはそれぞれ特徴がある（表1）．また，ポケットエコーはその使用する環境で，意味合いが大きく異なる道具である．ここでは，各使用環境ごとにポケットエコーが活躍しそうな場面をまとめておく．

表1　ポケットエコーと設置型エコーの特徴

	メリット	デメリット
ポケットエコー	使用アクセスが良い	解像度が悪い，近い距離（3 cm未満）が見えにくい
設置型エコー（高級機）	解像度が良い	使用までのアクセスが悪い

A　病　院

検査環境：各種検査（採血・CT・単純X線・設置型エコーなど）が可能．

1　一般外来

症状の原因検索として設置型エコーを実施する際，エコーの予約や他科への紹介など手間と時間がかかることが多い．初診時にポケットエコーで簡単に確認できる疾患（熱源検索における，胆嚢腫大・胆管拡張・水腎症など）であれば，その後のマネジメントがきわめて早くなり，患者にとっても，病院にとってもメリットが大きい．

2 救急外来

ポケットエコーで全身状態の把握〔体液評価（脱水・溢水），腹水，胸水，肺水腫，心機能，尿量など〕が速やかに把握できる．複数患者を並列に診察していても，優先順位をつけたマネジメントが可能になる．また，患者移動頻度も減少（ポータブル単純 X 線，CT，設置型エコーの代わり）し，看護師や他職種の負担も軽減する．

3 病　棟

ポケットエコーではこまめな全身状態の把握が可能である．体内に挿入されている異物（経鼻胃管や胃瘻など）の確認にも今後使用されていくだろうが，現時点では X 線の代替になるほどの精度はない（先導的試行 1, 2 参照）．また，超音波ガイド下穿刺は，安全性の観点から時間的余裕があれば設置型エコーで行うが，血管の開存程度のスクリーニング的な使用も可能である．

● **研修医・学生教育にとって**

大病院では，設置型エコーを簡単に使えないことも多い．エコーは使った分だけ上手くなる．アクセスがよいことは非常に重要である．ポケットエコーは，「とりあえずあててみよう」と比較的手軽に使うことができる．

B　診療所

検査環境：採血（迅速検査は不可）・単純 X 線は可能．CT はなし．

CT がない環境では，エコーでないと見つけられないものがある．特に高齢者の突発した発熱で呼吸・循環に問題ないときは，胆管・尿路を考える必要がある（症例 3 参照）．

- 総胆管結石：内視鏡的胆道ドレナージが必要なことが多い．
- 複雑性尿路感染症：単純性尿路感染症（水腎症なし），複雑性尿路感染症（水腎症あり）では，治療方法や対応が変わる．
- 急性腹症で，胆石発作，尿路結石，大動脈瘤，腹水有無など CT がない環境では，エコーによる検索は必須のマネジメントだろう．

C 在宅

検査環境：ごく一部の採血（基本的に不可）のみ可能．単純X線不可．

ポケットエコーによる熱源（発熱のフォーカス）の検索，全身状態の把握，急性腹症の原因検索など．将来的には，眼球，骨折・軟部組織疾患の評価にも有用になってくると期待される．

本書は，主に在宅・無床診療所での実臨床のなかでどのようにポケットエコーが使えるかを述べていく．

各論をはじめる前に

　前半の「ポケットエコー達人への道」では，まず症例を提示する．その後，医師とスタッフと家族の対話を中心に展開し，ポケットエコーの役割を論じていく．本書の症例には，リアルな状況を再現するために，通常のプレゼンテーションには入らないキーワード（曜日，時間帯など）が入っている．プライマリ・ケアの現場では，時間軸を考慮した対応はきわめて重要である．たとえば金曜夕方と月曜朝では後方病院に救急搬送するときの心持ちはまったく異なる．後方病院の医師として「なんで，金曜夕方までひっぱって……この時間帯に紹介⁉」と負の感情をもった経験がある方も少なくないだろう．多くの場合，送る側にまったく「悪気」はないのだが，診療所と後方病院の良好な関係性のためには，「お互いへの気遣いがある関係性」が重要である．このような関係性に対してポケットエコーが寄与しうる点にも着目してみたい．少子高齢化社会で，身寄りがいない認知症，独居の高齢者は着実に増え，金銭問題，家族問題，環境因子などの社会的要因から，治療する場が病院内から在宅や施設という院外へ移動していくという現実がある．現場でのよくある苦悩を交えながら，院外（資源の乏しい場所）で，どれだけ適切なマネジメントが可能か，ポケットエコーがその有力な道具として発展していく可能性も盛り込んでみた．なお，本書に掲載している症例は，筆者の今までの経験をヒントに作成したすべて架空の症例である．

　また，早期の診断に関する時間軸の考え方の詳細は，拙著『松岡史彦，小林只，著．プライマリ・ケア 地域医療の方法 diagnosis and solution in primary care. 東京: メディカルサイエンス社; 2012』を参照していただきたい．

後半の「**ポケットエコーの先導的試行**」では，ポケットエコーの investigational な使い方について言及した．ここでは，ポケットエコーを用いることについて必ずしも評価が定まっているわけではないが，その有用性について筆者が有望と考え，積極的な使用を試みていることを中心に紹介させていただいた．

　本書の画像は特に断りがない限りすべて GE ヘルスケア・ジャパン（株）の Vscan の画像である．低価格かつカラードップラーを備えた本機の登場がポケットエコー分野に与えた影響は大きい．一方，現時点（執筆時点）でポケットエコーは国内では主に3社から発売されている．体表解像度，カラードップラーの有無を含めて，メリット・デメリット（在宅診療からみた機器詳細の比較はコラム7を参照）がある．

　ポケットエコーが実際の臨床で役に立つ状況（症例）やエコー画像に，「すぐ役に立つ」度マーク「☆～☆☆☆」を付記した．

　☆☆☆: 今すぐ役立つ使用法
　　☆☆: 明日から役立つ使用法
　　　☆: 発展的使用法

ポケットエコー達人への道

症例 1
「おばあちゃん，本当に死んじゃったの？」

「すぐ役に立つ」度（☆☆☆）

87歳女性「看取りの瞬間に……」

生活歴：夫は 3 年前に他界．長女（キーパーソン：主婦）夫婦と孫 2 人の 5 人暮らし．

現病歴：85 歳時に心原性脳梗塞発症後．誤嚥性肺炎を反復し ADL は徐々に低下，寝たきり状態（要介護 5）だった．家族の意向もあり，経鼻胃管栄養は実施せず，経口摂取が可能な範囲で在宅で看取る方針となっていた．最近 1 カ月は経口摂取も低下し，栄養剤内服も困難になり脱水傾向のため，訪問看護で点滴（500 mL/日）を実施していた．発語も体動もない状態で，血圧も低めであり，訪問看護での血圧測定のみが家族にとっては生きている証（あかし）だった……そんなある日．

■金曜の夜 21 時頃　家族から診療所へ電話

長女　おばあちゃんが息をしていないみたい（慌てた様子）．

診療所 Ns　そうですか．まずは訪問看護に連絡して訪問できるか確認しましょう．

■22 時　訪問看護が患者宅へ到着

訪問看護 Ns　血圧も測れないですね．

長女　でもいつも血圧が低くて測りにくいですよね？　本当に，もう……ですか？

訪問看護 Ns　……だと思いますよ．診療所に電話しましょうか．

■22時15分　訪問看護Nsより診療所へ電話
訪問看護Ns　呼吸も止まっていて，血圧も測れません．お看取りの時と思うのですが，長女さんが慌てふためいてしまって……「おばあちゃんはまだ生きている！」と言っています．どうしましょうか？
診療所Ns　先生は今当直対応中で，そちらに伺えないんです．以前は，夜間に亡くなったら，翌日日中に医師が伺える時に伺うから，それまでは「そのまま」でという方針で確認していたと思いますが？
訪問看護Ns　そうですけど，長女さんのこの状況では，私では対応しきれません．診療所に連れて行ってもいいですか？
診療所Ns　わかりました．長女さんも一緒に来院してください．

■23時　患者と家族と訪問看護Nsが来院
長女　先生！　おばあちゃんはまだ生きているのですよね!?
　医師は患者の胸部を聴診，頸動脈を触診，瞳孔を確認した．
医師　心臓の音も聞こえないですし，脈も触れません．瞳孔はまだ散大はしていないですが，もう脳も止まりかけています．
長女　でも，先生！　おばあちゃんはいつも心臓の音が弱くて聞こえにくいって言ってましたよね！
医師　確かにそうですが……では，エコーで見てみましょう（図1）．
医師　これを見てください．これがおばあちゃんの心臓です．動いていないでしょう？　もう亡くなっていくところなんですよ．
長女　……．
医師　心の準備をしていても，いざという瞬間が来ると慌ててしまうのは仕方ないです．
長女　……．はい……．ありがとうございました．

＊＊＊＊＊

＜その後の研修医との対話＞
研修医　心臓が動いていないことを直接エコーで見られるのは説得力があり

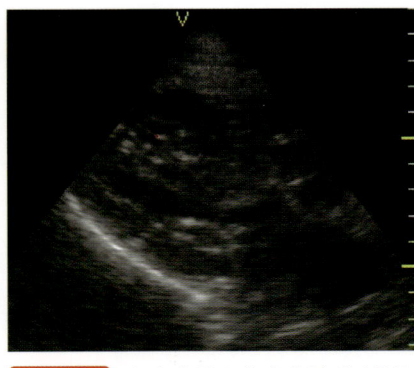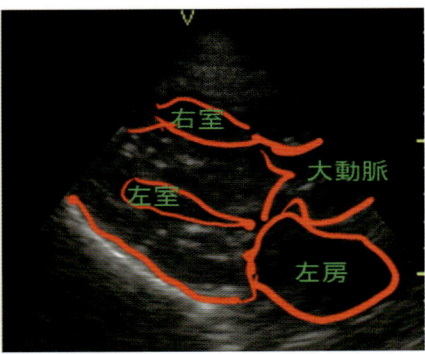

図1 左室内腔と右室内腔が虚脱し動いていない（☆☆☆）

ますね．先生が手が空いていて，エコーを持って往診に行けたら本当に在宅でお看取りできたかも知れません．
医師　そうだね．でも，用意周到にしていても，やはり最後は家族が重圧に耐えられなくなって，診療所（病院）で最後を！　ということも少なくない．その土地の文化もある．それに，家族が満足しておばあちゃんをお看取りすることが大事であって，「在宅で」，「病院で」というのはあくまで手段だからね．医師は家族の「お看取り」の物語という寸劇の中で1つの役を演じるべきなんだと認識をしているよ．
研修医　わかりました．多くの患者家族は，聴診で心音が聞こえないという儀式で納得してくれますけど，そうでないこともあるみたいですね．
医師　そうなんだ．**病院で心電図モニターがついていたりすると，実際は有効心拍出がない電気生理学的な心電図上の波形を見て，「まだ心臓が動いている」と解釈する患者家族が多い．**アドレナリンが注射されたりしていると，なおさらよくある．うまいタイミングでモニターを外せないと，完全に心静止を待って30分〜1時間なんてこともある．そういうときにも，**エコーを当てて，実際はほとんど動いていない画像を家族に見せて，納得してもらうこともある．**
研修医　それもいい方法ですね．でも，どれぐらい動いているのかが正常な

のかを家族はわからないのではないですか？
医師 そういうときは，自分（健常者）の心臓の動きを見せて比較すればよいよ．
研修医 そうですね．他に役に立つ場面はありますか？
医師 少し遠い家族が駆けつけていて，それまではなんとか死亡確認は待って欲しいというときには，逆に，有効心拍出がない電気生理学的な心電図上の波形を「有効」ととって患者家族を待つこともある．看取りは家族の受け入れのタイミングを察して提示する「間」が重要なんだ．**エコーはその間を作るにも，削るにも有効**だと思う．

◀まとめ▶
- エコーで心臓が動いていないことを家族に見せることで看取りがスムースになるかもしれない．

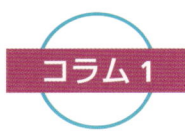

不整脈とエコー

A 心肺停止患者の fine Vf（心室細動）と asystole（心静止）の鑑別

「すぐ役に立つ」度（☆☆）

心電図モニター上で「心静止」（フラットライン）を確認したときは，本当に心静止かどうか以下の3点を検討する必要がある．

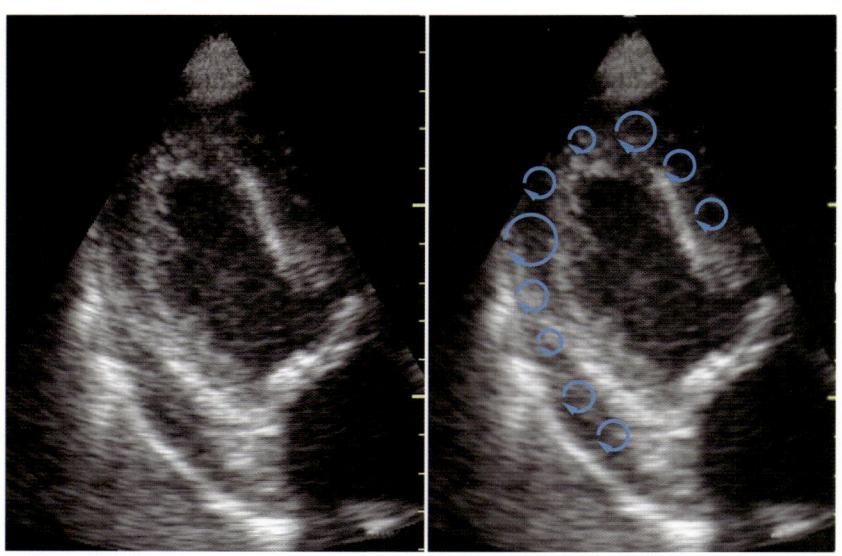

図2 心室細動のエコー画像
心室壁がバラバラに収縮している．心筋全体としての協調的運動（収縮）は認めない．
（中外医学社のHPに動画あり）

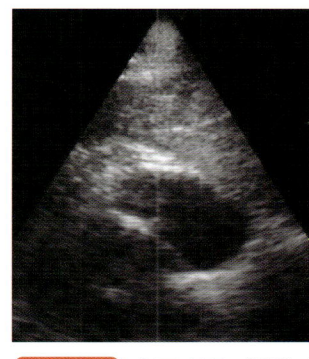
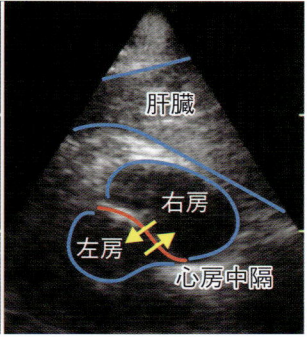
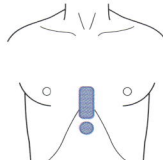

図3 心房中隔の運動（☆）
⇄で反復運動している．心房収縮4回あたり心室収縮1回のリズムで運動している（中外医学社のHPに動画あり）

1）他の誘導にしてみる（Ⅱ誘導だけでなくⅠ誘導とⅢ誘導）：誘導によって見やすさが変わる．
2）電極リードがきちんと接続されているか：リードが切れていても「心静止」と同じ波形になる．
3）感度を上げてみる：一見，心静止に見えても実はfine Vf（心室細動）かもしれない．十分に感度を上げ確認する．

この状況でエコーを当てれば，本当の心静止か，治療可能なfine Vf（心室細動）かを簡単に鑑別できる可能性がある．

B 不整脈のエコーによる可視化

「すぐ役に立つ」度（☆）：検者技術の問題

不整脈に対する心エコー検査は，原疾患の精査を目的とすることが多いが，不整脈自体の診断に利用するといった報告は少ない．臨床的には，Mモードで壁運動を評価することで不整脈自体を可視化できる可能性を報告した[1]．Mモードが使えないポケットエコーでも実際にその心拍動を観察することで十分判断可能である．

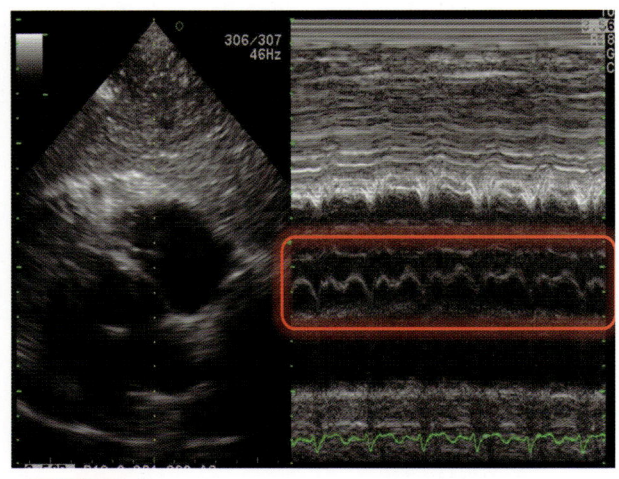
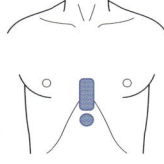

図4 心房中隔のMモード法（設置型エコー）（☆）
経胸壁心エコー（心窩部アプローチによる四腔断面像）
HR 300/分のF波に一致した心房中隔運動および2：1伝導による心室収縮を確認できる．

■文献

1) 船越 樹, 小林 只, 矢野亮佑, 他. プライマリケアにおける不整脈の超音波診断の試みと期待. 第3回日本プライマリ・ケア連合学会学術大会. 2012.

ポケットエコー達人への道

症例2

「オシッコがでなくなりました」

「すぐ役に立つ」度（☆☆☆）

90歳男性　「徐々に弱っていく最中で……」

生活歴：特別養護老人ホーム入所中．長男（キーパーソン）夫婦は県外在住．ADLは，食事は座位で半介助でむせなく摂取可能，座位保持可能だが立位不可，着衣・入浴・排泄は全介助（要介護4）．

現病歴：発作性心房細動，慢性心不全，慢性腎臓病，膀胱癌末期（骨転移あり）で膀胱バルーンカテーテル留置中．家族会議の結果，緩和ケアで看取りの方針だった．1カ月前より徐々に食欲は低下していた．脱水の目安としては尿量を使用していた．尿量が少ないときは，嘱託医への報告後1日に500 mLの点滴を実施しながら小康状態を保っていた．そして，一昨日から再度尿量が減少しており，意識状態も徐々に低下傾向であった．本日（金曜日）午後は，診療所医師（嘱託医）の定期回診日……．

施設Ns　予定どおりの方針で，緩和ケアでお看取りでしょうか．一昨日（水曜日）に，長男さんへ電話連絡しましたが，明後日（日曜）にならないと来られないようです．

医師　そうですね．家族には適宜連絡して相談しながら進めていくとして……．まず，診察しにいきましょうか．

■15時　患者の部屋で診察

施設Ns　バイタルですが，体温36.2℃，SpO_2 96％です．尿量も徐々に減ってきています．本日も点滴しますか？

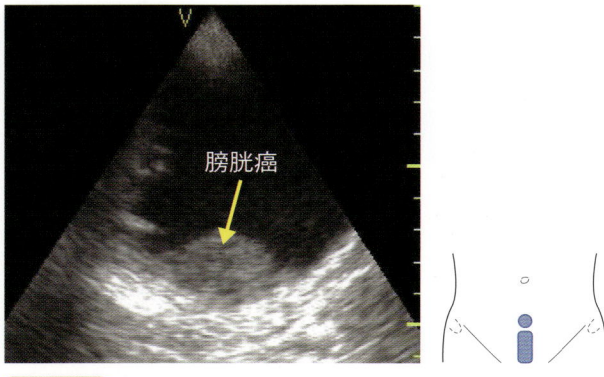

図5 膀胱後壁に隆起性病変（膀胱癌）描出（☆）

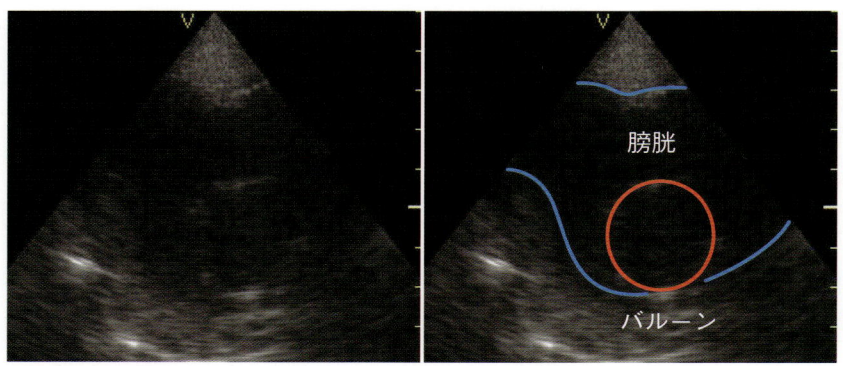

図6 膀胱内にバルーンが描出（☆☆☆）

医師　橈骨動脈もよく触れている．脈拍は110/分不整，呼吸数28回/分くらい．尿バッグは……，あれ？　コアグラ（凝血塊）が少しありますね？

施設Ns　そういえば，昨日から少し混じっていたかもしれません．

医師　もしかして，尿量減少の原因は，脱水ではなく凝血塊による尿閉かもしれない．エコーで見てみよう．

医師　ああ，尿閉がありますね．でも，腫瘍自体（図5）が尿閉の原因ではなさそうですね．凝血塊によるバルーン閉塞（図6）で両側に水腎症（図7），

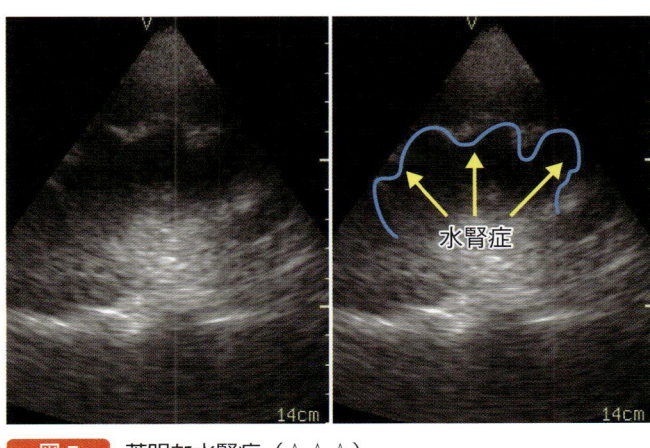
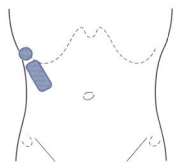

図7　著明な水腎症（☆☆☆）

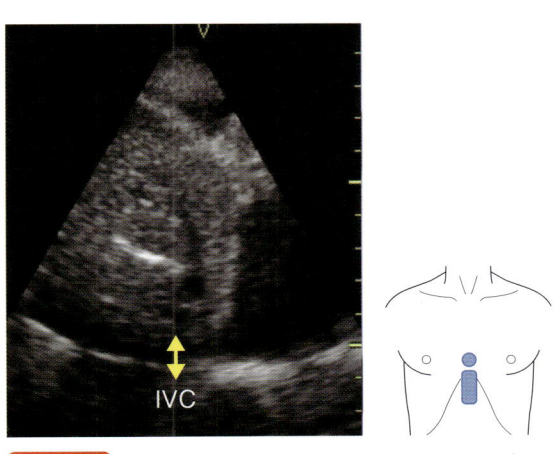

図8　下大静脈虚脱 → 血管内脱水（☆☆☆）
（中外医学社 HP に動画あり）

　おそらく腎後性腎不全もありそう．下大静脈も虚脱傾向（図8）で脱水もある．水腎症はあるけど，内尿管孔から膀胱内への尿流出（図9）があるので尿管レベルでは閉塞していない．バルーンを入れ替えて，補液すれば大丈

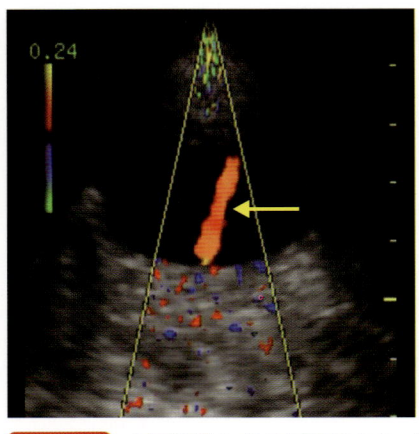
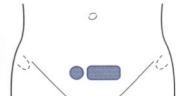

🟥 図9 　内尿管孔からの尿流出あり（☆☆）
（中外医学社 HP に動画あり）

　　　夫かもしれないけど……，患者本人は苦しくなさそうですね．
施設 Ns　そうですね．呼吸状態もよいし，このままでもよいかもしれません．
　　　でも，家族が来るのは明後日なんですよ．それまで大丈夫でしょうか？
医師　どうですかね．施設としては，平日ではなく，週末の看取りの対応は
　　　大丈夫ですか？
施設 Ns　なんとか頑張ります．どうしても人手が回らない時間帯のときは，
　　　診療所に連れて行ってもよいですか？
医師　大丈夫ですよ．夜間の心肺停止ならば，翌朝に医師が施設訪問して死
　　　亡確認してもよいですし……，まずは家族に電話しましょう．

＜電話＞
医師　……という状況でして，膀胱バルーンを入れ替えて，点滴すれば，も
　　　う少し看取りの時期は伸びるかも知れませんが，この状態でも「安らか」
　　　にも思えます．どうしましょうか？
患者家族（長男）　家族全員で明後日には，そちらに向かえますので，それま

で何とかお願いします！　先生！
医師　明後日にこちらに来て，いつまで滞在できますか？
長男　1週間は滞在できます．その次は，再来月まで来られませんが…….
医師　バルーンを入れ替えて，点滴しましょう．点滴の量は1日1000 mL程度にしましょうか．
施設 Ns　わかりました．

> その後，食欲は少し回復した．家族が来訪した土曜日に，患者は数口アイスを食べた．そして，月曜日の朝5時，施設 Ns から診療所 Ns に「呼吸停止しました」と連絡が入った．そして，8時頃，診療所医師と研修医が施設に向かった．

＊＊＊＊＊

＜研修医との対話＞

研修医　エコーがなかったら，どうなっていましたか？
医師　おそらく，そのまま「お看取り」していたと思う．週末家族が来るまで持ちこたえたかはわからないけど．
研修医　**助ける医療ばかり見てきて，それが当たり前だと思っていました．でも，上手く看取る医療というのも大事なんですね．**
医師　助ける医療をキュア cure，看取りはケア care とも言われる．しかし，キュアとケアをキッパリ分けることは難しいね．看取り中の患者でも，十分キュアができる場面だってある．
研修医　従来の医療はキュアが強調されていてケアの面が少なかったかもしれませんね．
医師　そうかもしれない．しかし，ケアの面が強調されすぎてキュアが疎かにならないように両者の視点が重要なんだよ．それに，看取りは患者の人生の終焉という意味だけでなく，患者家族全体の一大イベントだ．**核家族化，老老介護，認認介護（認知症の家族を介護している人もまた認知症がある状態），独居など，今後看取りの方法も多様になってくる．エコーがそ**

の際の役に立つ道具の1つとなればいいね．

> ◀まとめ▶
> ●「脱水による尿量減少」と「尿路の閉塞による尿量減少」の鑑別にエコーは有用である．
> ●施設での看取りでは，その施設の業務体勢も十分確認する．

訪問看護とポケットエコーの近未来

　機械の技術進歩は著しい．将来的には，機械技術進歩によりエコー本体の低価格化が普及を推し進めるだろう．それに伴い，医師の負担軽減を目的に，在宅医療におけるエコー使用に関する特定機能看護師が出現（一部の看護師はすでに褥瘡の深達度評価のためにエコーを利用している）し，訪問看護でもエコーが使用されると予想される（診療報酬やコストの問題はあるが）．

　訪問看護で特に役に立つ場面は主に 2 つだろう．

1. 心臓が実際に動いているか（症例 1 参照）：在宅での看取りの患者で，生きていること，亡くなっていることを確認でき（それこそ目に見える形で），それを家族に示すこともできる．
2. 脱水評価のための下大静脈・膀胱内液体貯溜の有無（症例 2 参照）：適切に評価対応することにより，経管栄養患者，高齢で脱水・熱中症になりやすい患者の医療機関受診を減らすかもしれない．

　この程度なら，半日訓練すれば，まったくエコーを知らない人でもそれなりに判断可能になるかもしれない．ポケットエコーのデータをワイヤレス化で医師に送って判断してもらう方法も考案されるかもしれない．しかし，本来時間が足りない医師への負担軽減にもなっている訪問看護が，逆に医師にとってはモニター・データ確認という作業に時間を取られるリスクにもなる．どちらにしろ，訪問看護＋医師の連携がより一層必要になるだろう．現在から未来へ，ポケットエコーを切り口に，都市部でも加速する「医療過疎」への対応を考えるキッカケになれば幸いである．

ポケットエコー達人への道

症例3

「エコーで熱源を探せ！」

「すぐ役に立つ」度（☆☆☆）

80歳男性「急に熱が出ました」
生活歴：妻（軽度認知症）と自宅で2人暮らし．2人の娘達が生活を手伝っている．
現病歴：75歳時にクモ膜下出血後，誤嚥性肺炎を反復している．食事はむせ込みがあるも経口摂取可能（要介護3）．室内を這って移動可能，排泄・入浴は全介助．定期訪問診療が月に1度あり，訪問看護も適宜行っている．これまでも誤嚥による発熱を反復していたが，家族の付き添いの都合と妻の意向のため，訪問看護で在宅抗菌薬点滴などの処置で対応していた．2日前から38℃の発熱があり，訪問看護師から連絡を受けていた．SpO₂低下なく全身状態も安定していたため，内服抗菌薬と解熱薬で加療・経過観察していた．

■訪問看護Nsから診療所Nsへ電話報告

訪問看護Ns 2日前から連日で様子を見ていますが，どうもいつもと何か違う気がします．SpO₂が下がらない割に元気がなさそうなんです．食事も水分も摂れていますが，受診させますか？

診療所Ns 本日が往診日ですので，診察してもらってから判断しましょうか．

■患者宅の医師訪問・診察

家族（妻） 先生！ いつもの熱でしょうか？ 看護師さんはいつもと違うかもとも言っていましたけど……．

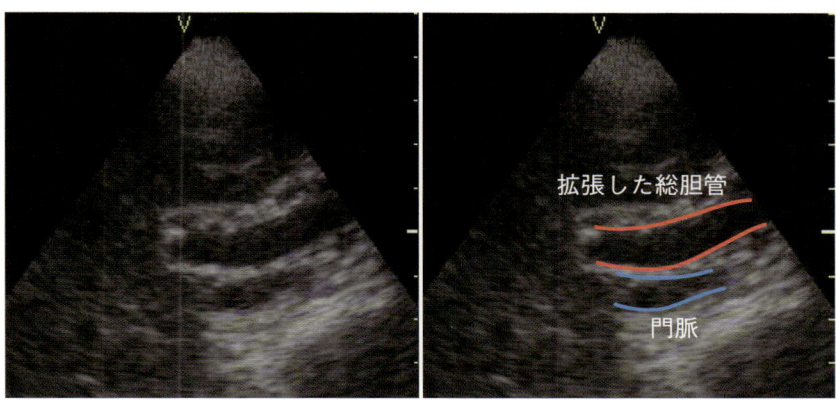

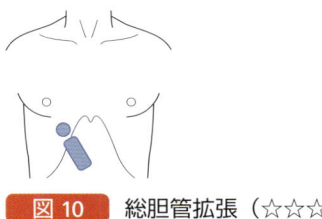

図10 総胆管拡張（☆☆☆）

医師 そうですね．まず診察させてください．体温 38.4℃，血圧 140/80，脈拍 90 整，SpO_2 95％，呼吸数 20 回/分，JCS 1．バイタルサインは発熱以外には問題ないですね．確かに，SpO_2 が下がらない割に元気がなさそうですね．

> 診察：鼻汁なし，咽頭発赤なし．胸部：背部に crackle あるも，平時程度．腹部に圧痛なく，四肢関節に腫脹・浮腫もない．前立腺圧痛なし．尿の悪臭もいつもどおり．
> エコー：水腎症なし，腹水なし，著明な総胆管拡張 10〜12 mm（図10），肝内胆管拡張（図11），胆石・胆泥（図12）あり．

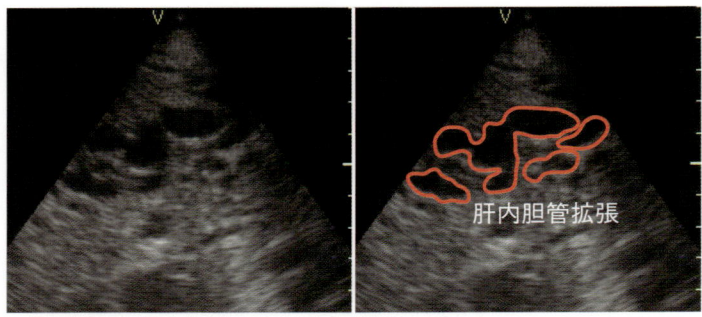

図11　肝内胆管拡張（☆☆☆）

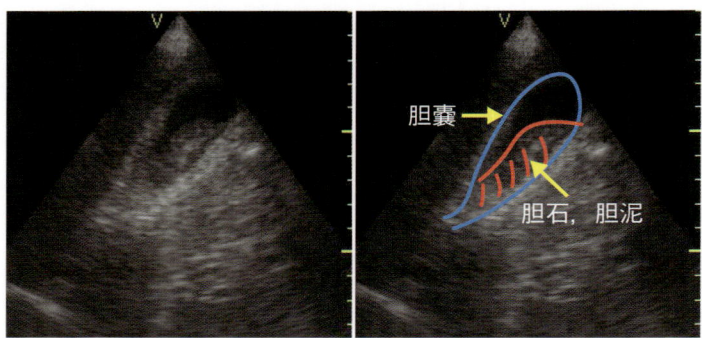

図12　胆嚢内胆石・胆泥著明（☆☆☆）

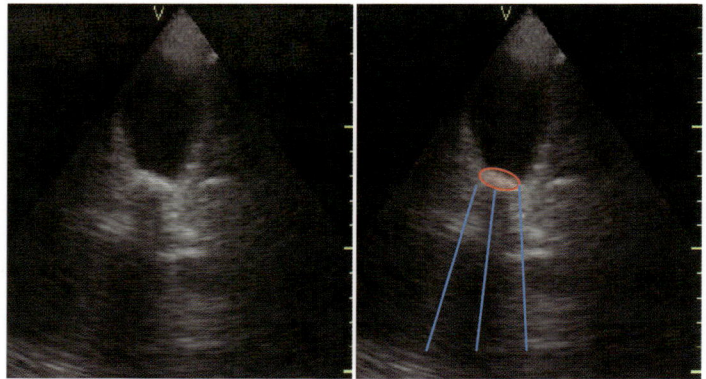

図13　胆嚢内胆石（☆☆☆）
（結石＝赤で深部方向に acoustic shadow＝青を引いている）

医師　総胆管結石による急性胆管炎ですね．これは，内視鏡的ドレナージが必要になる可能性が十分にあります．大きい病院へすぐ行きましょう．どこの病院が都合いいですか？　付き添いの件もありますから，どこでもという訳にはいかないと思いますし．

家族（妻）　今すぐですか？　ちょっと準備が……．娘もまだ来ていないし．娘に聞かないとわからないです．

医師　すぐ連絡とれますか？

家族　仕事中で，いつも夕方にならないと……．

医師　では，とりあえず救急車で診療所まで来て，できる処置をしましょう．それから娘さんへ連絡取って，どこの大きい病院へお願いするか相談しましょう．

＊＊＊＊＊

＜その後の研修医との対話＞

研修医　適切な熱源検索には，エコーが役に立つんですね．CT ではダメですか？

医師　**CT がいつでも撮影できるなら構わないけど，そういう環境はなかなかないよね．それに，感染源がどの臓器かによって，紹介する病院も診療科も違う**．可能ならば第一線の現場で「適切なゲートキーパー」という役割を果たしたいね．

研修医　いままで，CT に頼りきっていたのでエコーで見れる自信がないです．

医師　まあ，君がどういう現場で将来働くのか次第なんだけど．もし，第一線でやるなら，腹部に関しては，最低限エコーで，①胆囊・総胆管，②水腎症，③腹水，④腹部大動脈瘤の4つは自信を持って見られるようにトレーニングして欲しい．

◀まとめ▶
- CTがない現場では適切な熱源検索にエコーが有用である．特に総胆管結石症による胆管炎，水腎症による複雑性尿路感染症は見逃してはならない．
- 患者家族や訪問看護師の「いつもと何か違う」という感覚を大事にする．

往診での熱源検索

　ショックバイタルであれば，補液＋早期の抗菌薬で搬送も重要である（EGDT: early goal direct therapy では，早期の抗菌薬と循環血漿量増加の補液が重要とされている）．適切なマネジメントには基本的な知識も重要である．市中感染症の原因のうち多いものを①→⑥の高頻度順に示す．

<市中感染症の原因頻度>
① 呼吸器（上気道炎，気管支肺炎など）
② 尿路（腎盂腎炎など）
③ 消化器（肝胆膵：胆嚢・胆管炎，小腸・大腸炎など）
④ 軟部組織（関節炎，蜂窩織炎）
⑤ 中枢神経（髄膜炎など）
⑥ その他（心内膜炎，膿瘍など）

　単純X線写真では肺炎くらいしかわからない．複雑性尿路感染症や胆管炎は高齢者では診察ではわからないこともある．CTが撮れない現場（多くの診療所）では，これらの診断とマネジメント方法が課題となる．
　病歴による鑑別方法（図14参照）の1つとしては，
① 前駆症状があり徐々に増悪：肺炎や軟部組織，中枢神経系など
② 突然の悪寒戦慄で発症（菌血症を示唆）：頻度順に，1）尿路感染症，2）胆管炎，3）その他（感染性心内膜炎・膿瘍など）
　つまり，尿路系でなさそうなら，その時点で胆管炎を考慮してマネジメン

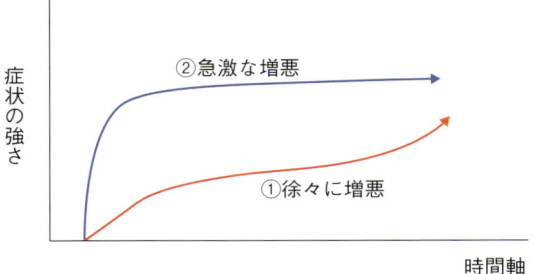

図 14 病歴による感染源の鑑別診断

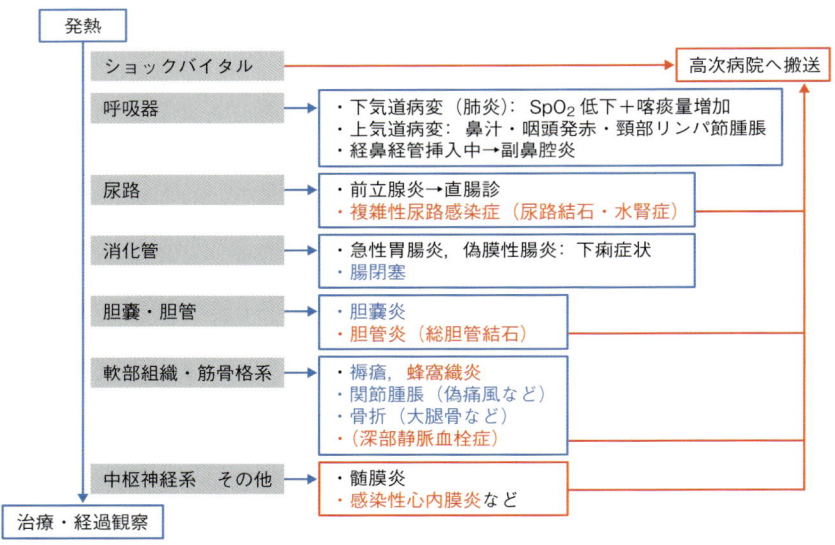

図 15 発熱の対応フローチャート
赤文字の疾患はエコーがきわめて重要．青文字の疾患はエコーが有用

ト（総胆管結石の内視鏡的治療が可能な施設へ搬送も考慮）が必要になる．そのためにはエコーによる評価が必要であり，ドレナージも考慮した入院加療が原則として必要になる．深部静脈血栓症による発熱は下腿の腫脹を基本

的に伴うが，エコーも有用である（症例 6．図 24，図 25 参照）．図 15 発熱の対応フローチャート参照．

1. 呼吸器：X 線撮影，なくても病歴・所見・バイタルでかなり診断可能．
2. 尿路系：尿検査，匂いでもわかる．水腎症（症例 2 参照）があれば複雑性尿路感染症で搬送考慮．
3. 軟部組織：診察でわかる．エコーも有用（先導的試行 6 参照）．
4. 胆嚢炎・総胆管結石：エコーが必要（症例 3 参照）．
5. 髄膜炎，その他の敗血症：高次医療機関へ搬送．

◀まとめ▶
- 複雑性尿路感染症と胆管炎の pick up にはエコーが必要である．
- 熱源検索として，水腎症と総胆管拡張の有無を描出できるようマスターして欲しい．

ポケットエコー達人への道

症例 4

「時々お腹を痛がっています」

「すぐ役に立つ」度（☆☆）

45歳男性「1週間前より徐々に増悪する腹痛と下痢」
生活歴：障害者支援施設入所中．両親は他界．兄夫婦は県外在住．
現病歴：出生時に脳性麻痺．てんかんで薬物加療しながら，施設入居生活していた．10年前に胃癌のため胃全摘．その後より時々腸閉塞を反復していた．3年前に脳梗塞発症．ADLは座位保持可能，食事は胃瘻による経管栄養中心，時々楽しみのプリンを誤嚥覚悟で摂取，会話可能（障害者2級，要介護4）．1週間前より軟便傾向と間欠的腹痛が出現．腹痛の間欠期は不明（極軽度～なし）．全身状態はよく，発熱もない．本日（火曜日）は，嘱託医の巡回日で診察となった．

施設 Ns　先週，レクリエーションで大人数と接する機会がありました．胃腸炎も流行ってきていますし，ノロウイルスだったら施設としても心配です．

医師　入所者にノロウイルスの胃腸炎が発症すると，流行拡大や施設管理問題含めて大変ですよね．現在はどういう管理をしていますか？

施設 Ns　念のため個室管理し，接触するスタッフは専属にして手袋を付けています．入浴はせず清拭にしています．

医師　わかりました．本日の回診の最後に診察しましょう．臨床的な経過は，典型的なウイルス性胃腸炎ではない．**ウイルス性胃腸炎は急性炎症の病態のため数日でピークアウトして徐々に軽快する**（図16）．この患者は徐々に増悪している．この場合の鑑別疾患は，抗菌薬関連の下痢，大腸炎，腸閉塞などです．抗菌薬は使用中ではないですよね？

施設 Ns　この1カ月は抗菌薬内服はないです．でも，ノロウイルスだと施設

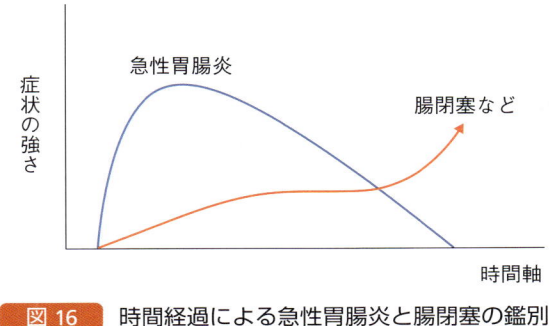

図 16 時間経過による急性胃腸炎と腸閉塞の鑑別

としても困ります．例年どおり施設負担で構いませんので，検査してくれませんか？
医師 もちろん，念のため検査はしましょう．平成24年4月1日から65歳以上の高齢者と3歳未満の乳幼児はノロウイルス迅速検査も保険適応になりましたし，昨年までのようにノロウイルス検査を施設負担で実施しなくても済むようになりました．便が出たら検体採取してください．

回診中に排便あり：ノロウイルス迅速検査は陰性．簡易尿検査用スティックでも便潜血反応陰性．そして，診察に入った．

医師 便潜血反応も陰性ですし，大腸炎関係でもなさそうですね．腸蠕動音は亢進して，腹部が軽度膨満しています．腹膜炎はなさそうです．いつもの腸閉塞かもしれません．エコーを当てましょう．

エコー：小腸の著明な拡張と to and flow sign（腸管内容物が行ったり来たりする徴候：遠位の閉塞を示唆）あり（図17）．小腸間に少量の腹水あり（図18）．大腸の拡張なし．胆嚢・腎臓・大動脈に異常なし．IVC虚脱なし．上腸間膜動脈開存（図19）．

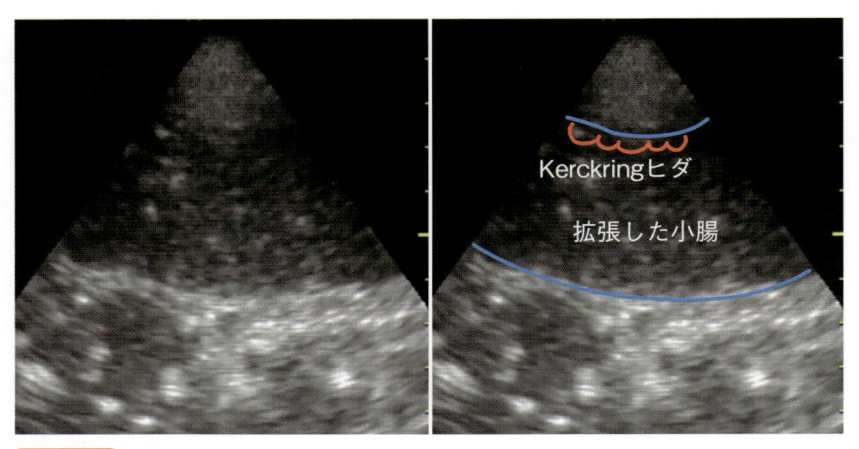

図 17 著明に拡張した小腸（Kerckring ヒダもある）の長軸像（☆☆☆）
蠕動は良好．to and flow あり．麻痺性ではない．

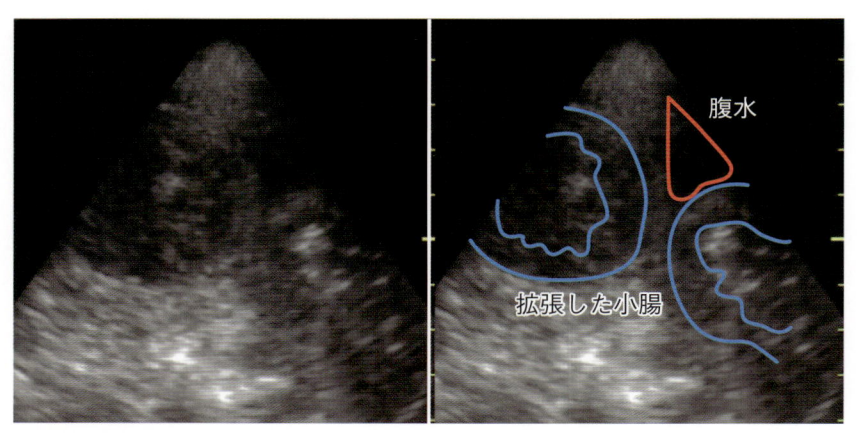

図 18 著明に拡張した小腸（Kerckring ヒダもある）の短軸像（☆☆☆）
（中外医学社の HP に動画あり）

医師　腸閉塞ですね．やはり胃腸炎ではなさそうです．腸閉塞でも狭窄部より遠位の腸管の蠕動が亢進した結果，軟便になることはあります．小腸拡張の部位もこれまでの腸閉塞と同じ分布ですね．上腸間膜動脈も開存して

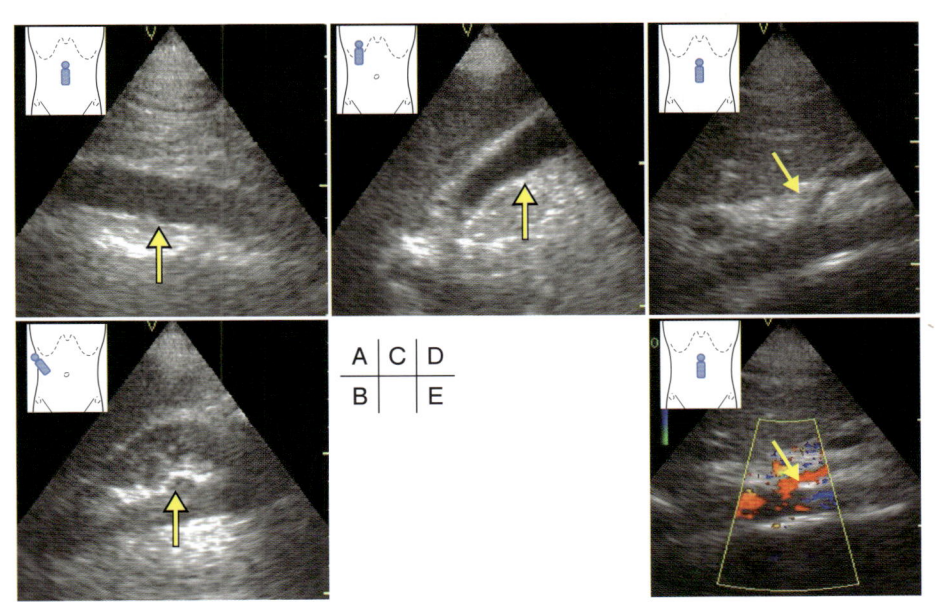

図19 正常
- A：正常大動脈（→）（☆☆）
- B：正常腎臓（→）（☆☆☆）
- C：正常胆嚢（→）（☆☆☆）
- D：上腸間膜動脈（→）（☆）
- E：上腸間膜動脈開存（→）（☆）

いますし，鼠径ヘルニアなどの外ヘルニアの所見もありません．いつもの癒着性腸閉塞でしょう．

施設 Ns 入院が必要でしょうか？ 家族が近くにいなくて，認知症もある方なので付き添いなしでは入院は無理ですよね？ お金もあまりない家庭なので付添婦を雇うこともできないみたいですし，それに，場所が変わるとせん妄で大変なんです．

医師 そうですね．家族に電話で相談しましょう．一番の安全策は入院管理ですが，全身状態は悪くないので，施設側で点滴できるならここで治療でも大丈夫かもしれません．もちろん悪化すれば，入院ですが……．幸い今

日はまだ火曜日です．付き添いなしで入院管理をしてくれる病院だと一番近くて車で 1 時間の距離ですしね．

> 家族に電話した結果，施設で可能な範囲で加療する方針となった．

医師 経管栄養は中止．胃瘻から胃内溶液を適宜吸引．内服薬は，整腸剤＋酸化マグネシウム＋ジメチコン（ガスコン®）のみ．維持液分の点滴で加療しましょう．一応，悪化時も考えて，紹介状は先に作っておきます．いつでも連絡ください．

＊＊＊＊＊

＜その後の研修医との対話＞
研修医 入院管理が当然だと思っていました．
医師 理想的な管理ができない現実が山ほどある．そういった現場の対応を学んでいくことが経験するということだと思う．以下のように分けて考えてよいかもしれない．

- 入院できないが，毎日外来通院はできる患者：1 日 1 回しか点滴できない．
- 毎日訪問看護が入れる在宅加療患者：訪問看護が 1 日 2 回可能なときと 1 日 1 回しかできないときがある．さらに，看護師が滞在できる時間内に点滴を終わらせる内容でなくてはならない．
- 訪問看護は毎日訪問できないが，ヘルパーは毎日訪問できるとき．

研修医 具体的な対応例も教えて下さい．
医師 例えば，1 日 1 回で十分血中濃度が保てるような抗菌薬の使用方法や，点滴が抜去されても安全な管理（皮下点滴の利用など），胃瘻や経鼻胃管を閉塞させずに投与する方法など，かな．
研修医 いろいろと難しそうな状況が多いのですね．どうすればそういった

マネジメントを学べるのですか？ 教科書には書いていない気がします．
医師 エコーの使い方もだが，まだどう役に立つか模索している状況なんだ．より良くするにはどうすればよいか？ を自問自答し，仲間と議論し続けることが大事なのだと思う．

◀ まとめ ▶
- 下痢＝胃腸炎ではない．胃腸炎の管理は，施設全体の問題になる．
- ウイルス性胃腸炎と腸閉塞の診断にエコーが有用．
- 平日と休日前では対応が異なる．
- 入院管理が安全でも，患者の状況では外来や施設や在宅で加療せざるを得ない状況が今後増加してくる．そういった状況でのマネジメント方法を考えておく．
- 理想的な対応ができない状況（制限された環境）でも，諦めない．

コラム4

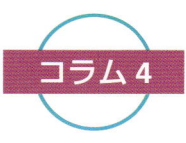

技術進歩の方向性

　携帯電話・インターネットと同様に，コンピュータ集積回路であるエコーもまた同じ方向に技術進歩してきている．技術進歩には2つの方向性がある．1つ目は，より詳細に精密に……というミクロへの進歩，2つ目は，同様の技術をより簡単に単純に……というマクロへの進歩である．インテル社の共同創業者のムーア氏が提唱していた「ムーアの法則[1]」：「半導体の価格性能比は今後2年毎に2倍のペース」，「半導体の集積密度は18〜24カ月で倍増する」がある．「医療機器におけるムーアの法則」も同様であり，「医療機器の買い替え寿命は約10年」と言われる所以である．これはエコー分野においても該当している．

●**ミクロへの進歩**：専門診療，量的研究，細分化，複雑化 ━━ より複雑・高度な機能を追加する（処理速度UPなど）＝設置型エコー，CT多列化，MRIのテラ数増加．
●**マクロへの進歩**：一般診療，質的研究，統合化，単純化 ━━ 同じ機能をより小さい形で可能にする（軽量化，size downなど）＝ポケットエコー，ヘリカルCT，永久磁石のMRI．

　設置型エコーがミクロへの進歩を目指し，ポケットエコーはマクロへの進歩を目指している．ポケットエコーに，PWやCWやMモードやTissue Dopplerなどすでに設置型で利用されている技術を詰め込むことを期待する声も聞かれるが，それは方向性が反対だろう．ポケットエコーの進歩はより

シンプルに大衆的に誰でも使えるようにすることである．数多あるエコーの書籍の多くは，ミクロへの進歩に関するものである．もちろんミクロ分野の学習がマクロにも役に立つ．しかし，マクロ自体の勉強も別に必要である．本書は，エコーのマクロへの進歩を期待し記述している．

私が個人的に追加で望むポケットエコーへの機能は以下の2つである．
- 心電図との連動：携帯心電計の要領で，プローベ先端に2極の電極があり，胸部に設置すればエコー画像と同時に心電図も見える．
- 体表部位の観察：体表部位がエコーで見えることで現場で便利になる分野が多い（コラム7，先導的試行1～7でも記載）．

蛇足だが，SpO_2を測定する機械も，脈波計（細動脈の持続血圧測定）と組み合わせれば有益であろう．指先に挟むだけで，SpO_2と脈拍数（リズム含む）と血圧が表示可能になる．

■文献

1) Cramming more components onto integrated circuits. Electronics Magazine. 19 April 1965.

ポケットエコー達人への道

症例 5

「ゼーゼー……心臓？ 肺？」

「すぐ役に立つ」度（☆☆☆）

> **80歳男性**「今朝からゼーゼーしている」
> **生活歴**：在宅で妻と2人暮らし．子どもはいない．
> **現病歴**：78歳時のクモ膜下出血後遺症で寝たきり状態（要介護4）．当診療所にて高血圧症，糖尿病，COPDで定期加療中．寒い時期にはしばしば喘息様の喘鳴あり，COPDに伴う喘息発作として加療中．今朝（木曜日）から喘鳴が出現していたが軽快しないため，夕方に往診依頼の電話が診療所にかかってきた．

診療所 Ns　訪問看護はまだ入っていないですね．今，診療時間外で医師は別の救急患者の対応しているので，往診に伺うことはできないのです．診療所に受診して頂くことは可能ですか？
家族（妻）　私1人では夫を連れていけません．重くて……．
診療所 Ns　ヘルパーや介護タクシーはどうでしょうか？
家族（妻）　う〜ん．よくわかりません．
診療所 Ns　それでは，私からケアマネージャーに連絡してみます．

> ケアマネージャーに連絡がついたが，現在すぐに動けるスタッフはいなかった．当院かかりつけの患者でもあり，まずは救急車で当診療所を受診することとなった．医師は別の患者対応中のため，研修中の研修医が初期診療にあたった．

診療所 Ns　血圧178/80 mmHg，脈拍数106/回，SpO_2 92％（大気下），呼吸

数 24 回/分，JCS 0 です．普段の SpO_2 は 96% です．
研修医 確かに喘鳴が強いですね．いつものゼーゼーと比べてどうですか？
家族（妻） いつものゼーゼーより強いです．

> 研修医診察：頸静脈は仰臥位でもよく見えない．胸部：両肺野全体に wheeze 著明．crackle 聴取せず．手指に著明な冷感はない．脈拍は不整頻脈．下腿浮腫なし．

研修医 喘息発作に脱水状態です．まず，普段患者自身が使用しているβ刺激薬の吸入をしましょう．生食で点滴して，ステロイド静注も準備しましょう．

> 吸入 2 回実施後，SpO_2 94%，喘鳴軽度減弱傾向だが，依然喘鳴は持続．

医師 様子はどう？
研修医 β刺激薬で反応ありますし，いつもの喘息発作だと思います．
医師 きっかけは何だったのかな？
研修医 最近カゼも引いていないようですし，寒冷刺激でしょうか？
医師 喘息発作の誘引は，感染症（細菌性，ウイルス性など），非感染症（アレルギー，寒冷刺激，運動など）がある．この方は，鼻汁を誤嚥して喘息発作をよく反復しているけど，今回は鼻汁もなかったのだよね．本当にいつもの喘息発作なのだろうか？ エコーしよう！

> エコー（図 20）：両肺全体に B-lines 著明，右胸水あり．心臓：EF 50%程度，壁運動異常なし．心房細動疑い．僧帽弁閉鎖不全症（MR）軽度．大動脈弁異常なし．下大静脈（IVC）虚脱．

医師 心不全による心臓喘息のようだね．心臓喘息による気道過敏性に対してもβ刺激薬吸入やステロイド静注は多少効果があるから，その治療反応

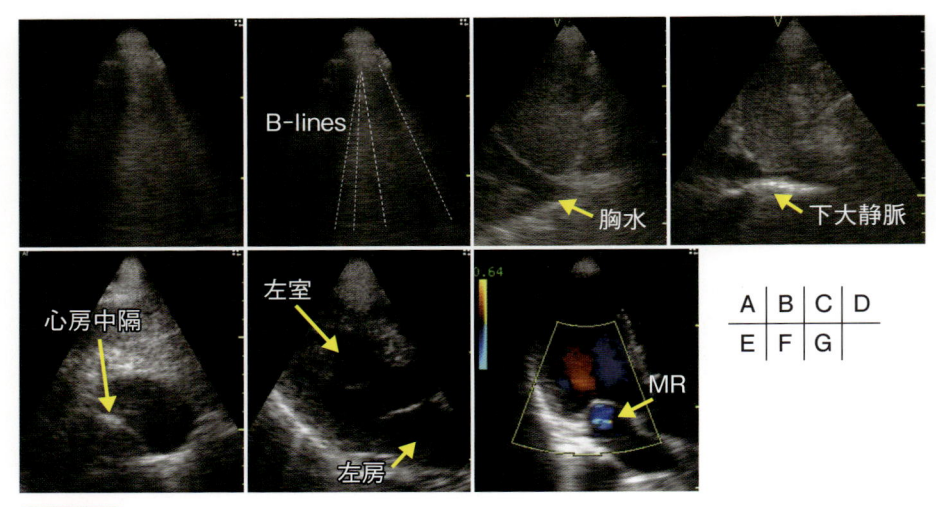

図20　(☆☆☆)
A: 肺の B-lines（中外医学社の HP に動画あり），B: A のシェーマ，C: 右胸水，D: 虚脱した下大静脈，E: 不規則運動の心房中隔，F: 壁運動異状なし，G: 軽度 MR

だけで肺疾患か心疾患かをクリアカットに判断することは必ずしもできない．心不全の原因はおそらく不整脈だろう．心房細動によるうっ血性心不全による体調不良で経口摂取不良による脱水状態と思われる．12 誘導心電図や採血でも虚血性変化は認めないけど，虚血の精査含めて循環器の対応ができる後方病院に相談しよう．

＊＊＊＊＊

＜その後の研修医との会話＞

研修医　肺疾患でも心疾患でも搬送するなら，初めから後方病院へ搬送すればよかったのではないでしょうか？

医師　そういう場合もある．しかし，この患者はいつも喘息発作なら外来で吸入と点滴で軽快し外来通院と訪問看護で対応できていることが多かった．後方病院は遠いし，普段かかりつけの当院で治療できる範囲であれば，

そのほうがよい．後方病院も暇なわけではないからね．

研修医 心不全の原因として，虚血，不整脈，労作による後負荷，薬剤などいろいろありましたが，現場ではどこまで検索すればよいのでしょうか？

医師 難しいところだよね．特定の後方病院の特定の診療科（救急部など）1つに決まっていれば，そんなに悩む必要はないかもしれない．しかし，**実際は肺疾患か心疾患かの判断で，救急搬送先や依頼する診療科が変わることが多い．受ける側も本当に肺か心臓かを常に疑っているし，呼吸器科と循環器科で病院内でもコンセンサスが十分にとれていないこともある．現場としては，お願いする診療科の医師ができるだけストレスなく受け入れてくれるような内容にしたい．その地域・後方病院の救急のルールを知ることが重要なのだと思う．**

研修医 そうですね．急性呼吸不全で他に搬送先が変わる要素はありますか？

医師 心疾患ならば，カテーテル検査の必要性（虚血），循環器外科の必要性（感染性心内膜炎，大動脈解離，急性僧帽弁閉鎖不全，重症大動脈弁狭窄症など）も関係する．大動脈解離の除外診断のためのD-dimer検査や心不全判断のNT-proBNP測定も有用かもしれない．

研修医 今回の状況は，入院管理が必要な急性呼吸不全患者を循環器科と呼吸器内科のどちらの受け入れをお願いするか？　がキーなのですね．

医師 そのために，ポケットエコーは診療所でも在宅でも非常に有用な道具だと思う（急性呼吸不全のポケットエコーを使ったマネジメント（案）はコラム6参照）．

研修医 でも，心エコーって難しそうです．

医師 高度なことはいらない．肺エコーは「A-linesとB-lines[1]」，心エコーは「極端なびまん性壁運動低下，心嚢液の有無，IVCの虚脱・拡張」を頑張って理解して欲しい．まずは，気軽に当ててみてくれればいいよ．

◀まとめ▶
- 第一線の現場で重要なのは，目の前の急性呼吸不全の患者が心疾患か肺疾患かを後方病院の医師との共通基盤で考えること．
- ポケットエコーは，現場と後方病院の共通言語になる可能性がある．
- 肺エコーは「A-lines と B-lines[1]」，心エコーは「極端なびまん性壁運動低下，心嚢液の有無，IVC の虚脱・拡張」を身につける．

■文献

1) Volpicelliemail G, Mussa A, Garofalo G, et al. Bedside lung ultrasound in the assessment of alveolar-interstitial syndrome. Am J Emerg Med. 2006; 24: 689-96.
 → CT と比較したエコーの A-lines, B-lines の判別による肺水腫の検出：感度86％，特異度98％，COPD などの肺疾患患者を含めての感度である．

コラム 5

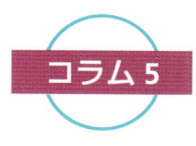

エコーによる心不全の Forrester 分類（案）

　心不全の病態分類は様々あるが，そのなかでもカテーテル検査による Forrester 分類（表2）は有名であるが，侵襲性もあるため，理学所見で分類した Nohria 分類（表3）が現場では頻用されている．

　Nohria 分類は簡便であるが，Forrester 分類ほどの精密性はない．エコーを使用した分類（表4）を提案したい．個人的には非常に有用だと感じている．

表2　Forrester 分類

		肺動脈楔入圧（mmHg）	
		18 未満	18 以上
心係数 (L/分/m²)	2.2 以上	1 類 肺うっ血（−） 末梢循環不全（−） 無治療	2 類 肺うっ血（＋） 末梢循環不全（−） 血管拡張薬・利尿薬
	2.2 未満	3 類 肺うっ血（−） 末梢循環不全（＋） 輸液・強心薬	4 類 肺うっ血（＋） 末梢循環不全（＋） 輸液・強心薬 血管拡張薬・利尿薬

表3 Nohria 分類

		うっ血所見	
		なし	あり
組織灌流の低下	なし	warm-dry	warm-wet
	あり	cold-dry	cold-wet

末梢循環不全あり＝cold（手指が冷たい）
末梢循環不全なし＝hot（手指が温かい）
肺水腫あり＝wet（肺野で crackle 聴取あり，SpO_2 低下あり）
肺水腫なし＝dry（肺野で crackle 聴取なし，SpO_2 低下なし）

表4 エコーによる分類（案）

		うっ血所見	
		なし	あり
組織灌流の低下	なし	肺エコー：B lines（−） 心エコー：収縮力良好	肺エコー：B lines（＋） 心エコー：収縮力良好
	あり	肺エコー：B lines（−） 心エコー：収縮力低下	肺エコー：B lines（＋） 心エコー：収縮力低下

ポケットエコー達人への道

症例 6

「しまった！ ツマッた？」
（気管？ 血管？ それとも……）

「すぐ役に立つ」度（☆☆☆）

86歳女性「突然苦しそうに……」

生活歴：特別養護老人ホーム入所中．夫とは熟年離婚．長女は県外，次女が村内に在住．

現病歴：80歳よりCOPD＋在宅酸素療法で当院定期診療中．84歳時に交通事故による脳挫傷，外傷性クモ膜下出血でほぼ寝たきり状態（要介護4）．自力では座位保持，寝返り可能程度．嚥下機能障害あり，誤嚥性肺炎を反復していた．8 Frの細い経鼻胃管栄養を実施しながらも，楽しみの経口摂取をしている状態だった．

ある日，おやつ（プリン）を食べている途中に突然呼吸が荒くなり，顔面蒼白となった．施設看護師がSpO_2を測定すると72％のため，救急車で嘱託医である当診療所に搬送となった．

救急車内バイタルサイン：SpO_2 94％（10 L リザーバー），呼吸数60回/分（浅い），血圧120/70 mmHg，脈拍数120整/分，JCS 10．

研修医 窒息でしょうか？

医師 その可能性が高いね．何を準備して，どう対応しようか？

研修医 まず，吸引します．必要なら輪状甲状穿刺や気管切開でしょうか？

医師 食べていたのはプリンだよね．こんにゃくゼリーならともかく，柔らかいプリンが喉頭〜気管近位に詰まるとは考えにくい．輪状甲状穿刺や気管切開は気管近位の閉塞解除のためのものだから，今回はおそらく必要な

い可能性が高い．今回は，気管挿管と気管支鏡の準備が優先だ．片肺だけの閉塞ではそこまでSpO$_2$は下がらない．片肺切除後で生活している人もいるしね．気管分岐部あたりで閉塞している可能性が高いと思う．喉頭展開して気管挿管して，気管支鏡で吸引しよう．もし，窒息ではなかったとしたら何を考える？

研修医 COPDの患者ですし，気胸でしょうか？

医師 そうだ．ほぼ寝たきり状態の患者だし，肺梗塞も鑑別に考えておこう．エコーも準備しておこう（コラム6 図27 フローチャートB参照）．

救急車診療所到着．救急隊の吸引では十分な改善はなかった．SpO$_2$ 80%（10Lリザーバー）に悪化していた．

施設Ns 介助者がおやつ（ゼリー）を食べさせている最中に突然苦しそうにしていました．むせた様子はなかったようです．

医師 むせていない!?（窒息ではないのか……？）まず吸引しましょう！気管挿管と気管支鏡も準備して下さい！

気管挿管して気管内吸引するも少量の痰が引けたのみで，症状はほとんど改善せず．
肺エコー：両肺ともA-linesのみ（図21），呼吸に伴う胸膜運動あり．胸水なし．
心エコー：心臓短軸で明らかな右室負荷所見なし（図22），肺動脈弁逆流軽度あり（図23）．
左大腿静脈：拡張・血流なし（図24），右大腿静脈：正常（図25）．
診察：左下腿が大腿部中心に浮腫あり．熱感なし．圧痛評価できず．

医師 気胸はなさそう．下腿腫脹は以前からありましたか？

施設Ns いつも右側臥位で寝ていることが多いので，そのためと思っていました．先月くらいからあったかもしれません．

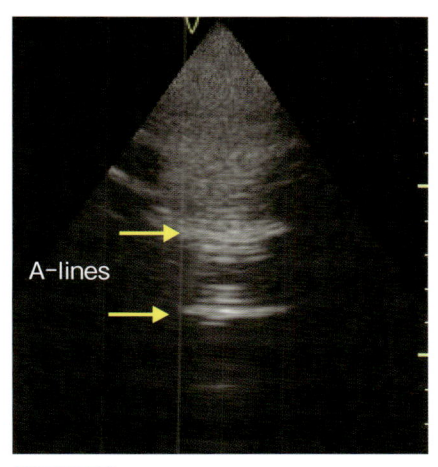

図21 A-lines 正常（☆☆☆）
（中外医学社の HP に動画あり）

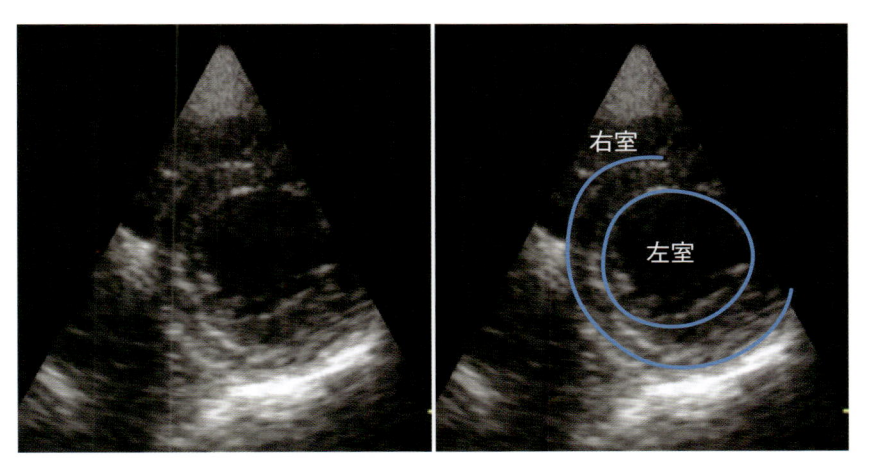

図22 明らかな右室負荷なし（☆☆☆）

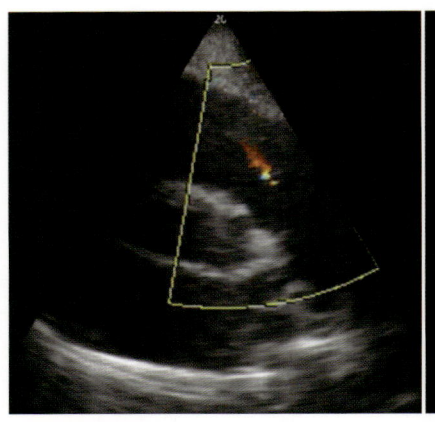

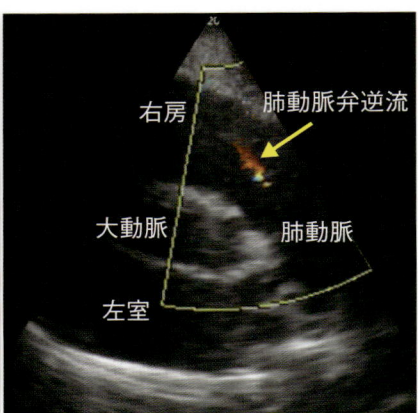

図23　肺動脈弁逆流軽度あり（☆）

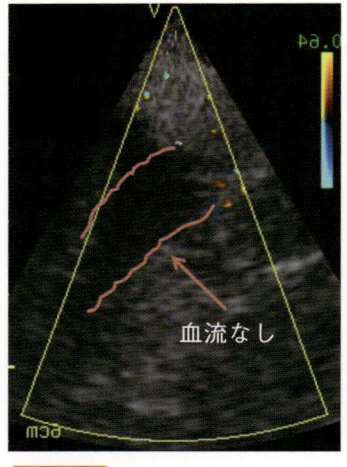

図24　左大腿静脈血流なし（☆☆）

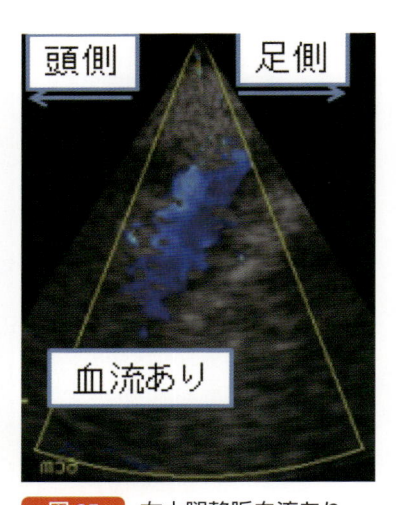

図25　右大腿静脈血流あり（☆☆）
（中外医学社のHPに動画あり）

医師　脱水はない状態でも右室負荷はほとんどない（図22）．気管支鏡をやりましょう！

> 気管支鏡実施：気管分岐部に形態を保ったままのプリンがあり，吸引実施．速やかに SpO_2 は改善した．

研修医　直接の原因はやはり窒息でしたね．左下肢の浮腫とエコーはどう考えたらよいでしょうか？　迅速で D-dimer を測定します．
医師　D-dimer は $0.5\,\mu g/mL$ か．肺梗塞は否定的だね．左下腿の浮腫はそれこそ体位の問題でよさそうだ．
研修医　では，エコーで拡張し血流が低下していた大腿静脈はなんでしょうか？
医師　それは別途調べる必要があるね．

> 翌日紹介受診した後方病院の腹部 CT では，左大腿静脈は動脈硬化した左総腸骨動脈に圧排されているだけだった．動脈瘤や骨盤内腫瘤性病変はなかった．食事介助をしていた介護スタッフのフォローと今後の患者の食事に関して，施設側および家族と再度家族会議を開いて，方針を確認する予定とした．

◀まとめ▶
- 突然発症の呼吸不全は，誤嚥窒息，気胸，肺梗塞が鑑別にあがる．それぞれのマネジメントを把握しておこう（コラム6参照）．エコーは非常に有用である．
- 頻度としては，誤嚥窒息が最も多い．とにかく気管内吸引を念入りに！
- 光源が要らない携帯可能なポータブル気管支鏡は，挿管にも窒息解除にも有用である．

コラム 6

急性呼吸不全マネジメントの
フローチャート

　私が考える急性呼吸不全マネジメントのフローチャート A（症例5参照），フローチャート B（症例6参照）を提示してみる．ポケットエコーの登場は第一線での急性呼吸不全のマネジメントを大きく変えていくだろう．最近は，迅速検査キット〔コバス h 232, ロシュ・ダイアグノスティックス(株)など〕も販売されており，NT-proBNP, D-dimer, Troponin T, CK-MB などが約10分で測定可能である．外部電源を利用することで持ち運びも可能のため，往診時に使用している医師もいる（当院では持ち出しはしていない）．

＜フローチャート A＞（図26）
　急性呼吸不全の患者をみたら，以下の①→②→③の順番に考える．エコーを当てるのは数分だが，採血し NT-proBNP を測定するのには十数分かかる．そのため，病歴上明らかに肺疾患が疑われるときは，肺疾患を考え行動する．

① 肺エコー
　・全肺野で A-lines ならば呼吸器疾患疑いとなる．
　・肺野のどこかに B-lines があれば，②に進む．
② 心エコー
　・心疾患を疑う所見あれば，循環器疾患疑いとなる．
　・心疾患を疑う所見なければ，③へ進む．
③ NT-proBNP
　・低値ならば，呼吸器疾患または全身性疾患の一部（ARDS など）を考える．

```
                    ┌──────────┐
                    │ 急性呼吸不全 │
                    └────┬─────┘
                         │
                    ┌────▼─────┐
                    │ ①肺エコー │
                    └────┬─────┘
              ┌──────────┴──────────┐
       ┌──────▼──────┐        ┌─────▼─────┐
       │  どこかに    │        │  全肺野で   │
       │ B-lines(＋) │        │ A-lines のみ│
       └──────┬──────┘        └─────┬─────┘
       ┌─────▼─────┐
       │ ②心エコー │
       └──┬─────┬──┘
     異常 │     │ 正常
          │     │
          │  ┌──▼────────┐        ┌──────────────┐
          │  │③NT-proBNP │   ┌───►│ 呼吸器疾患 疑い│
          │  └──┬─────┬──┘   │    └──────┬───────┘
          │ 高値│     │低値  │           │
          │     │     └──────┤      フローチャートBへ
          │     │            │
```

図26 フローチャートA

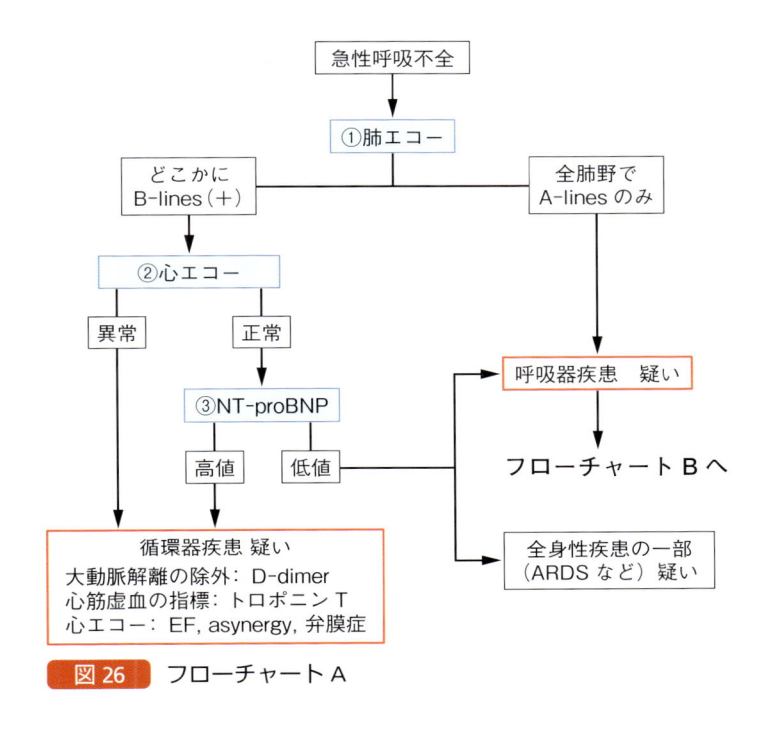

・高値ならば，循環器疾患疑いとなる．
 　⇨ 大動脈解離の除外に D-dimer
 　⇨ 心筋虚血の指標にトロポニン T，CK-MB

1 肺エコー

B-lines は，胸膜直下の間質性浮腫・小葉間隔壁肥厚が多重反射を引き起こすために生じると説明されている．間質の炎症性線維化でも浮腫でもリンパ管拡張でも異常となる．ポケットエコーの解像度ではその判別はやや困難だが，体表プローベならば，胸膜のゴツゴツや線維化の様子が観察できる．また線維化した胸膜・間質では吸気毎に同じパターンの B-lines が見え続ける．一方，肺水腫によるものは胸膜が柔らかく，B-lines は吸気毎でパターンが変化する（間質の水の移動が関与しているかもしれない）．将来的には両者の鑑別が容易にできる可能性がある（コラム 7 参照）．

2 心エコー

循環器疾患か肺疾患かの鑑別レベルならば,「極端なびまん性壁運動低下,心囊液の有無,IVC の虚脱・拡張」がわかれば十分である.心不全の原因検索となると,設置型エコーでのトレーニングが多少必要になってくる.

3 採 血

NT-proBNP が低値であれば,心不全はかなりの確率で否定できる(感度が高い).しかし,高値の場合は,心疾患の既往がない患者であれば問題になりにくいが,過去のデータとの比較がないと慢性心不全か急性心不全かの判断には役に立ちにくい.そのため,具体的なカットオフは決めず,「あなたの目の前の患者にとって,この NT-proBNP は異常に高いだろう」という感覚で決めてよいと考えている.比較データがない以上,普段の患者の様子を最も知っている医師はあなたなのだから.

具体的には,低値の場合は,非心原性疾患を考え,高値の場合はその他の心不全の所見(エコー+身体所見など)を再度確認する必要がある.

＜フローチャート B＞（図 27）

突然発症の呼吸不全は,臨床的には窒息,肺塞栓症,気胸を考える.X 線がなくても可能なマネジメント(案)を提示する.気胸のエコー画像は,Youtube でも確認できる.文献 1) とあわせて確認して欲しい.

寝たきりや経鼻胃管中の高齢者に突然発症した呼吸不全(SpO_2低下)は,以下のように考える.

① SpO_2モニターが波形を拾えていることを確認する.
② エコーで気胸を除外する(図 28,図 29 参照).
③ 頻度的には,喀痰窒息が肺塞栓症より圧倒的に多い.とにかく気管内を吸引する.肺炎の病歴と身体所見を確認する.
④ 改善しなければ,深部静脈血栓症(DVT)による肺塞栓症(PE)を考慮し,エコー検査+D-dimer を実施.いずれかが陽性なら,高次病院へ搬送する.
　・心エコー: 右心負荷所見〔心室中隔の D-shape,三尖弁・肺動脈弁逆

```
                    ┌──────────────┐
                    │  急性呼吸不全  │
                    └──────┬───────┘
                    ┌──────┴───────┐
                    │ 呼吸器疾患 疑い │
                    └──────┬───────┘
            ┌──────────────┴──────────────┐
      ┌─────┴─────┐                 ┌─────┴─────┐
      │  突然発症   │                 │  徐々に増悪 │
      └─────┬─────┘                 └─────┬─────┘
      ┌─────┴─────┐    ┌──────────┐  ┌────┴─────────┐
      │   エコー   │───▶│ 気胸の除外 │  │ 肺炎, COPD 増悪│
      └─────┬─────┘    └──────────┘  └──────────────┘
    ┌───────┴────────┐
    │ 窒息(喀痰など)  │◀──────────────────┐
    └───────┬────────┘                   │
┌───┐ ┌─────┴──────────┐                 │異常なし
│治癒│◀│気管内吸引:治療的診断│              │
└───┘ └─────┬──────────┘      ┌──────────┴────────────┐
           │改善せず           │エコー: 右心負荷の所見有無,│
      ┌────┴─────┐            │       大腿静脈のミルキング│
      │  肺塞栓症  │──────────▶│       ＋圧迫テスト        │
      └────┬─────┘            │D-dimer: 低リスク群では除外│
   ┌───────┴────────┐         │        診断に有用        │
   │  肺塞栓として    │◀────────└──────────────────────┘
   │高次病変へ搬送   │
   └────────────────┘
```

図 27 フローチャート B

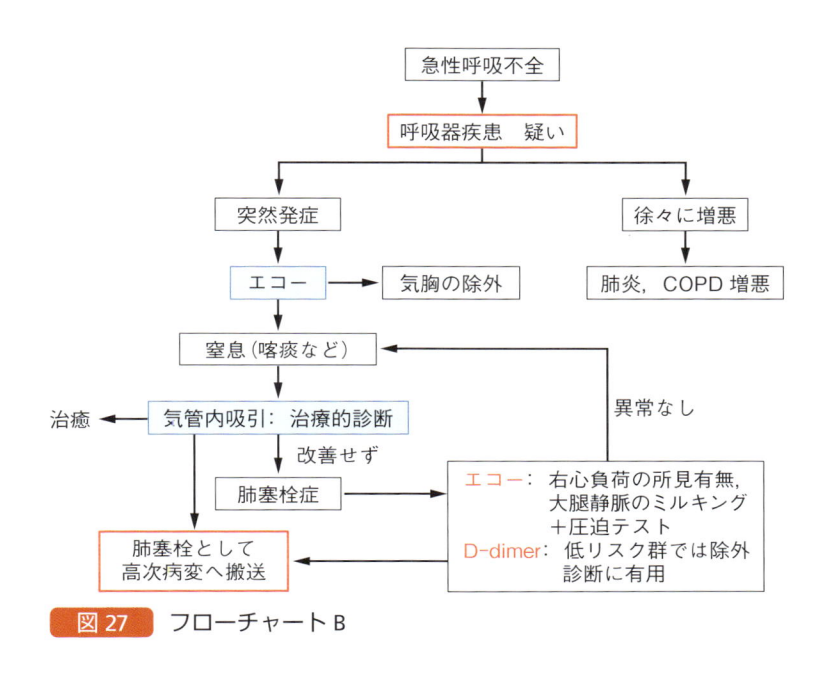

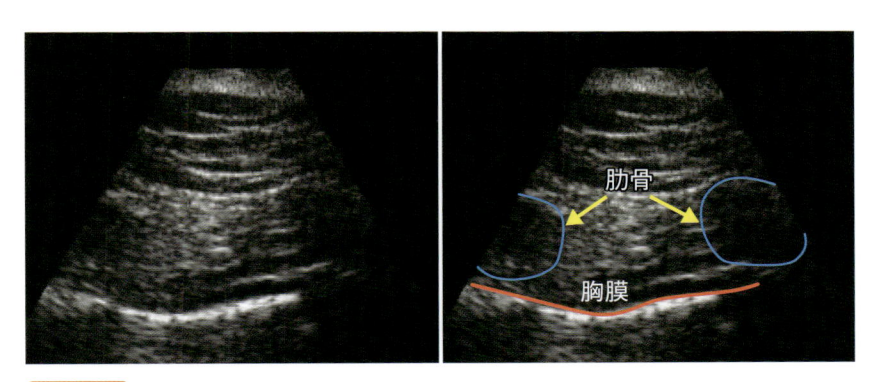

図 28 胸膜と肋骨（SeeMore 体表プローベ）（☆☆☆）
呼吸に合わせて胸膜の運動が描出できれば，気胸は否定できる．

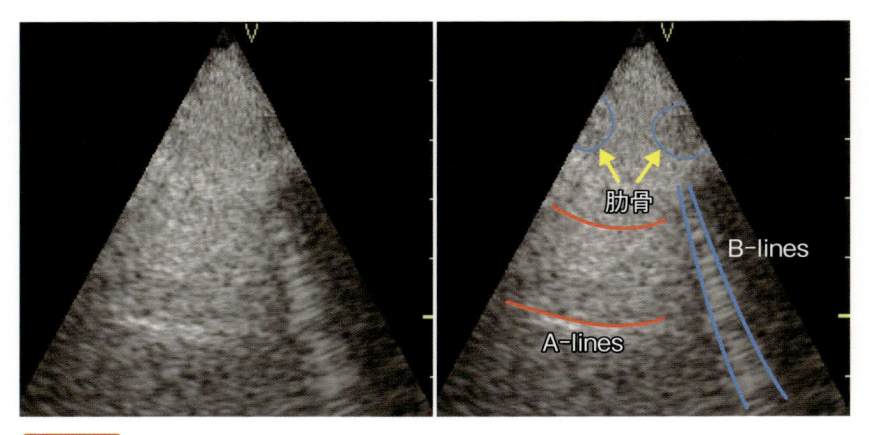

図 29 肺エコー（Vscan）（☆☆☆）
胸膜自体を直接描出することは困難だが，A-lines や B-lines の呼吸性運動を確認することで十分に判断可能と考えている（Vscan による気胸診断のデータはない）．

流，下大静脈（IVC）拡大（呼吸性変動なし）〕を確認する．
・大腿静脈エコー（図 24，図 25 参照）
⑤ いずれも陰性なら，再度喀痰吸引＋体位変換や叩打もあわせて実施．この際，携帯気管支鏡があれば気管支鏡で喀痰吸引も考慮する．
⑥ それでも改善しない場合，やはり肺塞栓症として対応する．

Wells スコア（表 5）で 2 点以下かつ D-dimer（ELISA 法）で陰性（0.5 μg/dL 未満）で陰性的中率 99.5％以上[2]．また，深部静脈血栓症（DVT）のエコー検出方法だが，低・中リスクの患者においては，DVT 診断に大腿圧迫エコーは下腿よりも近位の静脈（大腿静脈，膝窩静脈）を 1 回調べるだけでよいと報告されている[3]（図 24，図 25 参照）．

表5 Wells スコア[2]

PE あるいは DVT の既往	＋1.5
心拍数＞毎分 100	＋1.5
最近の手術あるいは長期臥床	＋1.5
DVT の臨床的徴候	＋3
PE 以外の可能性が低い	＋3
血痰	＋1
癌	＋1
臨床的可能性	
低い	0〜1
中等度	2〜6
高い	7以上

■文献

1) Alrajhi K, Woo MY, Vaillancourt C. Test characteristics of ultrasonography for the detection of pneumothorax. A systematic review and meta-analysis. Chest. 2012; 141(3): 703-8.
   →気胸のエコーのメタ・アナリシス．
2) Cayley WE Jr. Diagnosing the cause of chest pain. Am Fam Physician. 2005; 72(10): 2012-21.
3) Goldhaber SZ, Bounameaux H. Pulmonary embolism and deep vein thrombosis. Lancet. 2012; 379(9828): 1835-46.
   →肺塞栓症の診断に対するエコーの役割．

ポケットエコー達人への道

症例7

「ギックリ腰を見抜け！」

「すぐ役に立つ」度（☆☆☆）

70歳男性「急に腰が……」
生活歴：妻と2人暮らし．子どもは全員遠方に在住．
現病歴：定期通院のない男性．健康診断も受けたことがない．自宅でトイレに歩いている最中に突然腰痛を発症し，一瞬両足の力が抜けて座り込んでしまった．1分程で力は入るようになり動けるようになったが，痛みのため動けないとのこと．往診希望の電話が診療所に入って，往診に行くことになった．

■自宅を訪問すると，患者はソファーで側臥位で横になっていた．

医師　痛みはどうですか？　こういうことは初めてですか？
患者　以前も腰痛は時々あったけど，こんなに痛くて動けないのは初めて．
医師　どこが痛いですか？
患者　腰の真ん中．
医師　身体を動かすと痛いですか？　痛みがなくなる瞬間はありますか？
患者　よくわからない位痛い．1秒たりとも楽なときはない．

診察：下肢筋力低下なし，感覚低下なし，腰部に明らかな圧痛点なし．人生で初めての突発し持続する疼痛であり，血管性病変を疑い，エコーを実施した．

エコー：腹部大動脈瘤あり，壁在血栓化が強い．内腔は小さい．血管外への出血疑い，腹水も中等量ある．

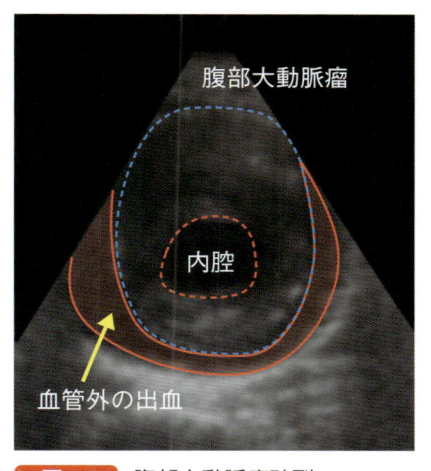

図 30 腹部大動脈瘤破裂
（ACUSON P10）（☆☆☆）

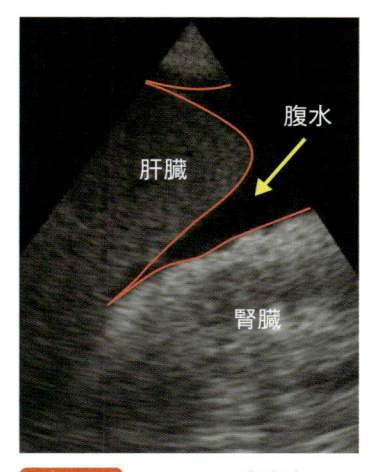

図 31 Morrison 窩腹水
（ACUSON P10）（☆☆☆）

医師　腹部大動脈瘤破裂です．すぐに血管外科のある高次病院（後方病院）に救急車で行きましょう．

> ◀まとめ▶
> ● 急性腰痛症の往診依頼は多い．整形外科疾患以外の内科的な急性腰痛症（尿路結石，動脈瘤，胆石発作など）をエコーでチェックしよう．
> ● 整形外科疾患のポケットエコーでの観察の方法は「ポケットエコーの先導的試行 4」参照．

コラム 7

現在のポケットエコー機種比較

　現在，主な携帯型超音波（ポケットエコー）は国内に3種類ある．以下に比較を示す（図32）．

　Vscan が低価格，カラードップラー機能付きと心臓・腹部領域で頻用している．心臓は Vscan に軍配が上がるが，純粋な B モード画像は，Vscan よりも ACUSON P10 や SeeMore の方が解像度が高いと思われる．

A　体表エコー〜浅部観察への期待〜

　Vscan は体表領域の観察がやや困難である（「ポケットエコーの先導的試行 4」では整形外科分野での Vscan 使用の画像を提示）．プローベと皮膚の間にスペーサーを挟むか，カプラを使用することで多少観察しやすくなる．しかし，ACUSON P10 の方がいくらか体表は観察しやすいが，SeeMore の体表用プローベにはかなわない．

　在宅・田舎などプライマリ・ケア領域では，整形外科分野の訴えや疾患頻度は非常に多い．体表エコーは骨折（肋骨，鎖骨，長管骨など）や関節腫脹を身体所見が不得手な内科医でも診断が可能になる．さらに，体表エコーは整形外科疾患だけでなく，様々な用途に役立つ．

　SeeMore は浅部の分解能は非常に高いが，カラードップラー機能がないため血流評価ができない．

　浅部の解像度と血流評価を兼ね備えたポケットエコーが開発されれば，以下が可能となる．

　SeeMore の体表エコーで現在実施可能な項目は以下である．
- エコーガイド下血管穿刺
- エコーガイド下神経ブロック（局所麻酔薬注入）

- 甲状腺・頸動脈スクリーニング（ポケットエコーの先導的試行 7 参照）
- 筋・骨格・軟部組織の評価（ポケットエコーの先導的試行 4 参照）
- 胸膜の評価（気胸，肺水腫など），胸水・腹水の評価
- 頸部食道における経鼻胃管の確認（ポケットエコーの先導的試行 2 参照）
- 気管挿管の確認，など

＜体表エコー＋カラードップラー＞

カラードップラーは主に，血流評価と炎症の観察が可能になる．今後，浅部の解像度と血流評価を兼ね備えたポケットエコーが開発されれば，以下が可能となるだろう．

- 頸動脈・末梢動脈の血流評価
- 深部静脈血栓症の評価
- 甲状腺炎の評価
- 乳腺炎の評価
- 関節リウマチにおける滑膜炎活動度評価
- 蜂窩織炎，軟部組織の炎症（アキレス腱炎など）
- 褥瘡（ポケットエコーの先導的試行 6 参照）
- 膿瘍・水腫・ガングリオンの鑑別
- 精巣（精巣上体炎，精巣捻転など），唾液腺炎（耳下腺炎，顎下腺炎），リンパ節炎
- 骨折後の化骨形成　など

B　Vscan への CW 機能の付加

Vscan に CW（continuous wave：連続波）ドップラー測定機能の付加を期待する声も聞く．確かに CW 測定が可能になれば，高齢化社会で高頻度疾患である大動脈狭窄症の評価が可能になる．しかし，そもそも手術適応（ACC/AHA Guideline[1]）は，以下である．

- Class I：①症候性，②無症候性で ejection fraction（EF）＜50％
- Class II b：大動脈弁口面積＜0.6 cm^2，平均圧較差＞60 mmHg，大動脈弁後流速＞5.0 m/sec

会社　機種名	GE ヘルスケア・ジャパン（株）Vscan　Ver1.2	持田シーメンスメディカルシステム（株）ACUSON　P10
本体サイズ　プローベサイズ　重量　画面サイズ　バッテリー持続時間　記録　形態　視野深度	135（縦）×73（横）×28（奥行き）mm　33×28×133（長さ）mm　約390g（本体＋プローベ）　3.5インチ　約1.5時間　静止画・動画　一体型　プローベはセクタ型　1種類のみ　6〜24 cm	142（縦）×97（横）×54（奥行き）mm　33×48×136（長さ）mm　約725g（本体＋プローベ）　3.7インチ　約1時間　静止画・動画　一体型　プローベはセクタ型　1種類のみ　4〜24 cm
Bモード　腹部	○	◎
心臓	◎	○
評価　　　産科	○	○
経腟	×	×
体表	△	○
カラードップラー	○	×
外観	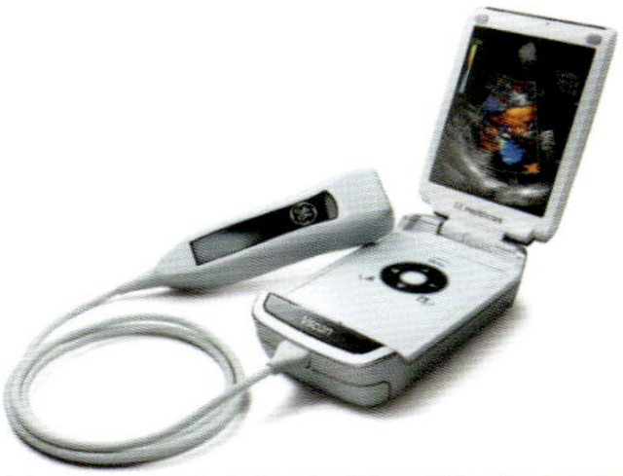	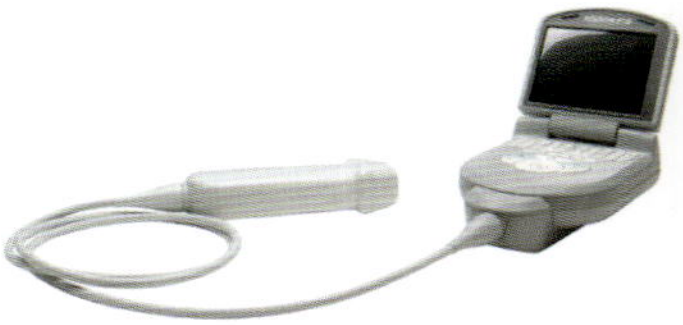
価格	988,000円（充電器などすべてセット）	約250万円（充電器などすべてセット）

図32　主な携帯型超音波（ポケットエコー）の比較

会社 機種名	（株）メディコスヒラタ SeeMore	
本体サイズ	なし	
プローベサイズ	40×40×170（長さ）mm	
重量	腹部用・約 280 g/ 表在用・170 g（プローベ）	
画面サイズ	なし（パソコンに依存）	
バッテリー持続時間	パソコンの USB バスパワー電源供給	
記録	静止画・動画	
形態	パソコン接続	
視野深度	USB 接続　プローベ　6 種類 腹部用 4〜20 cm，表在用 0〜4 cm	
B モード	腹部	◎
	心臓	○
評価	産科	○
	経腟	○
	体表	◎
カラードップラー		×
外観		
価格	腹部用（泌尿器科・産科）70 万円〜 表在用・体腔内用（血管穿刺・浅部等）85 万円〜 パソコン込（専用ソフトインストール済み）	

＊評価の表記：
◎非常におすすめ
○おすすめ
△難しい
× 用途的に不可

＊内容は，執筆時点のものです．詳細は，各販売会社にお問い合わせ下さい．

在宅で寝たきりなどで活動度が低い患者では，症候性になる可能性も低い．また症候性であっても，開胸手術を望む患者家族は非常に少ないと感じている．EFの評価は大体の見た目で可能である．ADLが保たれている患者に関しては，むしろ設置型心エコーで十分に慎重に経過観察していくべきであり，ポケットエコーにその機能を求める必要があるかどうかは正直わからない．

　ポケットエコーはマクロへの発展である（コラム4参照）．設置型の高機能エコーの内容をコンパクトに詰め込んだものではない．あくまで，「第一線の現場の臨床判断」に影響するスペックであればよいと思う．今後も新しいポケットエコーが開発されていくだろう．どのような医師がどのような分野の診療を目的とするかで，必要とされるポケットエコーは異なる．現場に役に立つ機器選択が望まれる．**私は在宅医療を担当する医師から真に使い勝手のよいエコーについて声を上げるべきだと思っている．言いかえれば在宅医療での"threshold"な状態（情報の有無により治療方針が大きく異なる場面）で，「エコーで何がわかればいいのか」について，もっと情報発信をしてゆく必要がある．**

■文献

1) Bonow RO, Carabello BA, Chatterjee K, et al. 2008 Focused update incorporated into the ACC/AHA 2006 guidelines for the management of patients with valvular heart disease: a report of the American College of Cardiology/American Heart Association Task Force on Practice Guidelines (Writing Committee to Revise the 1998 Guidelines for the Management of Patients With Valvular Heart Disease): endorsed by the Society of Cardiovascular Anesthesiologists, Society for Cardiovascular Angiography and Interventions, and Society of Thoracic Surgeons. Circulation. 2008; 118: e523.

ポケットエコーの先導的試行

1. 胃　瘻

「すぐ役に立つ」度（☆☆）

　胃瘻の普及により，交換時のカテーテル迷入（胃壁と腹壁の間）や瘻孔形成などによる事故が報告されている．そのため，胃瘻交換後の確認を画像診断，内視鏡，ガイドワイヤーなどを用いて実施することが推奨されている．しかし，高齢化社会になるにつれて，胃瘻の交換は在宅で実施する必要性が出てくると思われる．胃瘻には2種類（図33）ある．
① バンパータイプ：交換頻度が少ないため，コストが安い．交換には内視鏡やX線での確認が必要なことが多く手間がかかる．盲目的に引き抜くと出血することもある．
② バルーンタイプ：交換頻度が多いため，コストも高い．交換は盲目的にも実施可能であり，交換自体に手間はかからない．在宅でも可能．
　患者および患者家族，そして医療者との相談でどちらのタイプを使用するかを決めている．安全性を考えてバルーンタイプを選んだとしても，医療機関で交換するために受診することも少なくない．内視鏡やX線を使用しない確認方法として，在宅でも実施可能なエコーが期待される．これまでには，

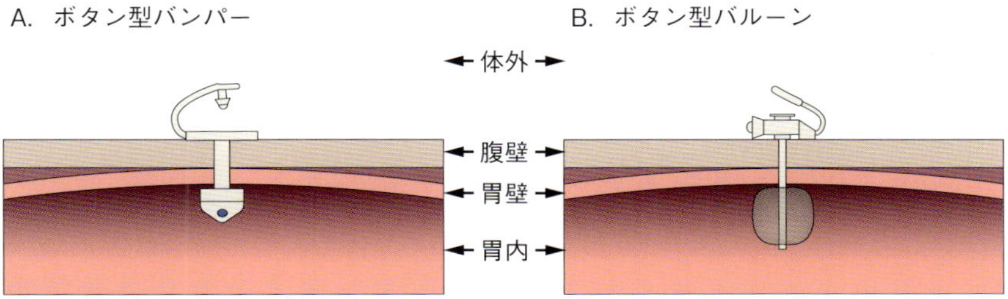

A. ボタン型バンパー　　　　　B. ボタン型バルーン

← 体外 →
← 腹壁 →
← 胃壁 →
← 胃内 →

図33　胃瘻の種類
参照：http://www.peg.or.jp/eiyou/peg/about.html

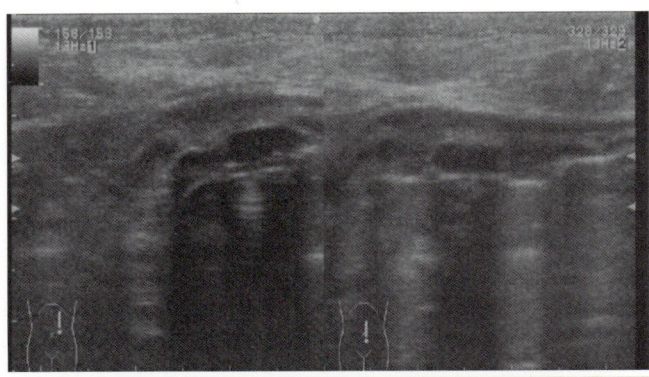

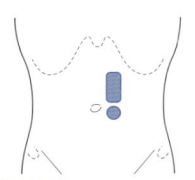

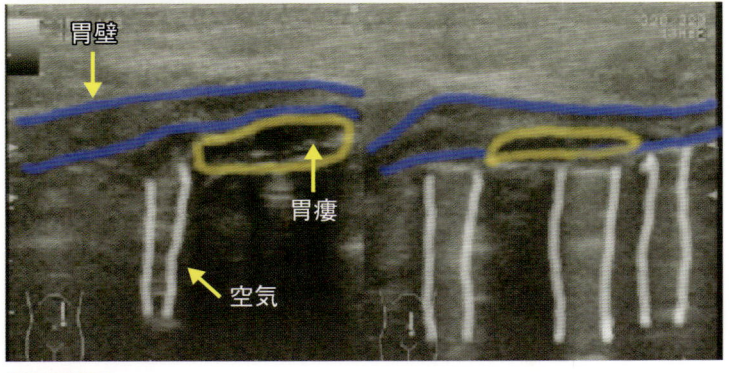

図34 リニア（体表）プローベ（設置型エコー）（☆☆）
左: 空気注入前，右: 空気注入後
バンパータイプの胃瘻チューブ自体も描出されている．空気注入による後方エコーの増強を認める．

胃内に液体を注入しバルーンタイプの胃瘻チューブを直接可視化する方法が報告[1]された．しかし，この方法ではバンパータイプが観察できず，患者の体位変換（左側臥位）も必要なため寝たきり患者での実施には労力がかかる．私の提案する方法は，以下である．

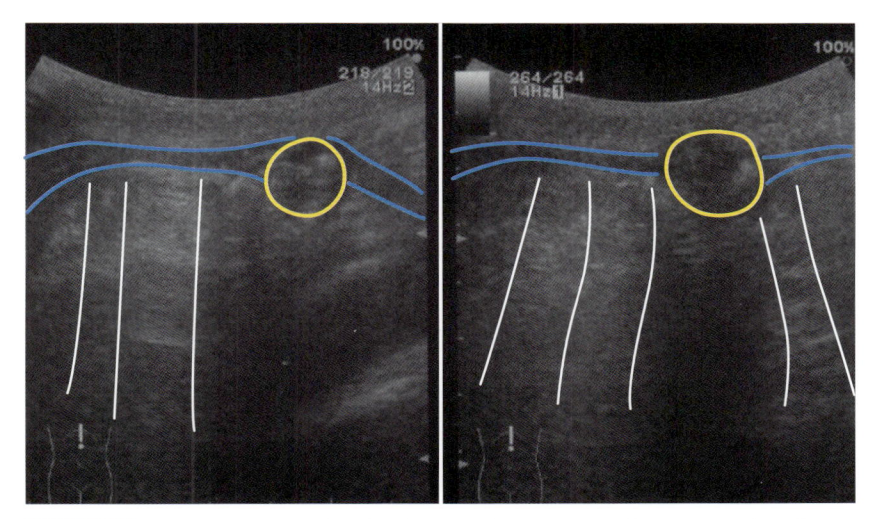

図 35 コンベックス（腹部用）プローベ（設置型エコー）による胃瘻の確認および胃内空気（☆☆）
左：空気注入前，右：空気注入後

① 胃瘻チューブから空気を注入する．
② 仰臥位では腹壁側にガスが胃壁内側に描出される．

　この方法では胃瘻チューブのタイプによらない．静止画ではわかりにくいかもしれないが，動画で確認すれば胃壁内でキラキラと光る白い帯が容易に描出可能である．

- 在宅での胃瘻交換方法（案）：ガイドワイヤーを使用（30 cm 程度の短いものでもよい．衛生面の問題がなければ，切断したハンガーでもよい）．交換前後をエコーで確認．

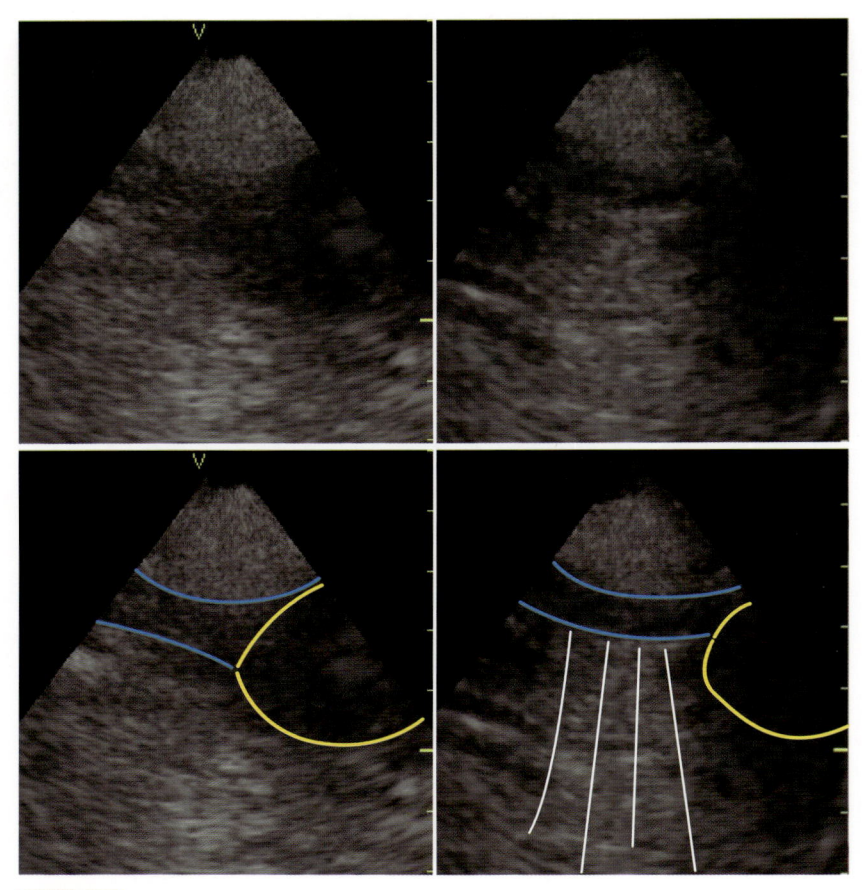

図 36 Vscan による画像（☆☆）
左：空気注入前，右：空気注入後

■文献

1) 今井一登，久島和洋，鈴木　全，他．超音波検査による確実なバルーン型胃瘻交換確認法─左肋骨弓下走査によるアプローチ─．癌と化学療法．2011；38(Suppl. I)：44-6.
2) 小林　只，矢野亮佑，武田　温，他．胃瘻交換時におけるエコーの有用性〜体表エコーからポケットエコーまで．第4回日本プライマリ・ケア連合学会学術集会．2013.

ポケットエコーの先導的試行

2．経鼻胃管

「すぐ役に立つ」度（☆☆☆）

　胃瘻以上に使用頻度が高い．挿入時は，気管内挿入などのリスクもあり，全例胸部単純X線写真が必須と決められている病院もある．しかし，在宅や施設での交換の機会も多い現状がある．非X線下でのより安全な経鼻胃管

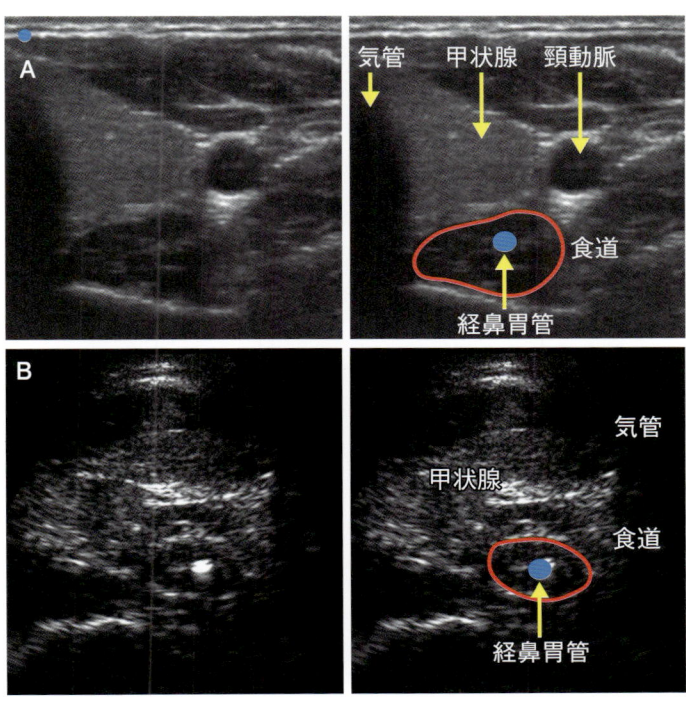

図37 頸部での経鼻胃管の断面の描出（短軸）（☆☆☆）
A: 設置型エコー体表プローベ
B: SeeMore 体表プローベ

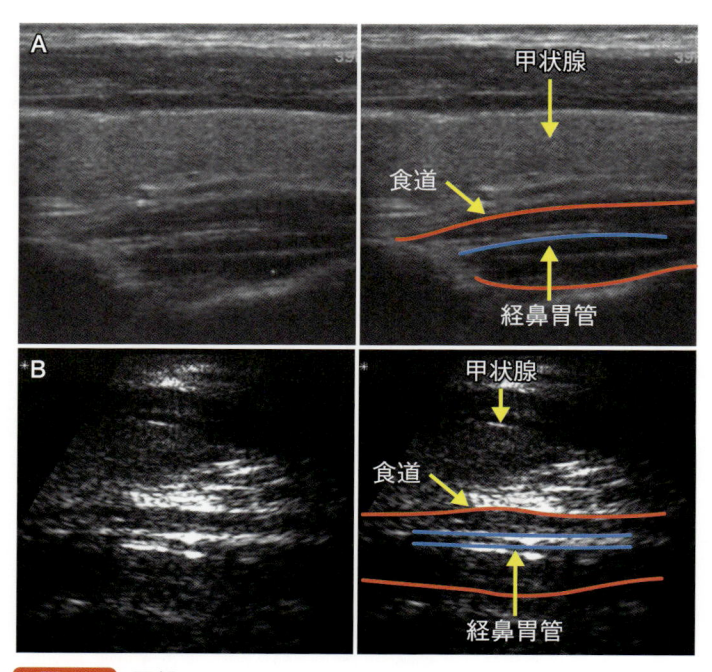

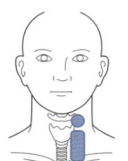

図38 頸部での経鼻胃管の断面の描出（長軸）（☆☆☆）
A: 設置型エコー体表プローベ
B: SeeMore 体表プローベ

挿入・交換の方法の考案が望まれている．非X線下での経鼻胃管挿入の確認方法には，主に以下の2つの方法がある．

① 経鼻胃管に空気を入れて，患者の心窩部領域で聴診器を使い「ゴボゴボ音」を確認．
② 経鼻胃管にカテーテルチップで吸引し，胃液の逆流を確認．

①では，誤嚥性肺炎を反復しているような嚥下反射のない高齢者では，経

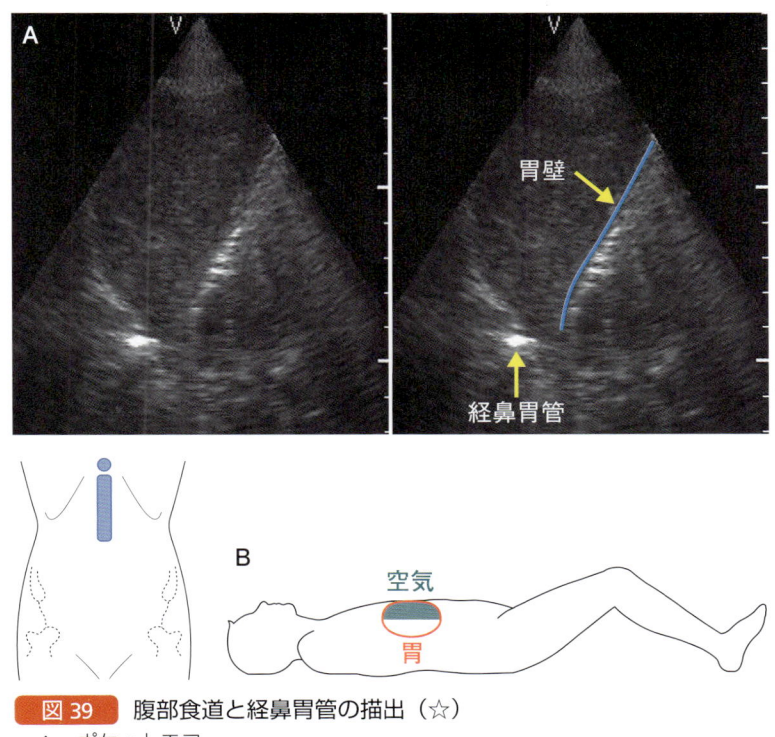

図 39 腹部食道と経鼻胃管の描出（☆）
A：ポケットエコー
B：仰臥位では空気は胃内の上部（腹壁側）に溜まる

鼻胃管がむせ込みなく気管に挿入され下気道まで到達することがある．喀痰が貯溜しているところに経鼻胃管を通して空気が入ると，「ゴボゴボ音」が聞こえることがしばしばある．そのため，②の方法が推奨されているが，吸引での確認では「胃液内に経鼻胃管先端がないとき」では確認できない．また，一度吸引で使用したカテーテルチップを再利用できない（コストの問題：カテーテルチップ内まで胃液を吸引されない程度に，吸引確認が理想）というデメリットもある．

　ここで，エコーを試してみる．経鼻胃管自体をエコーで観察するには，設置型エコーなら可能であるが，ポケットエコーでは困難（特異度は高いが感

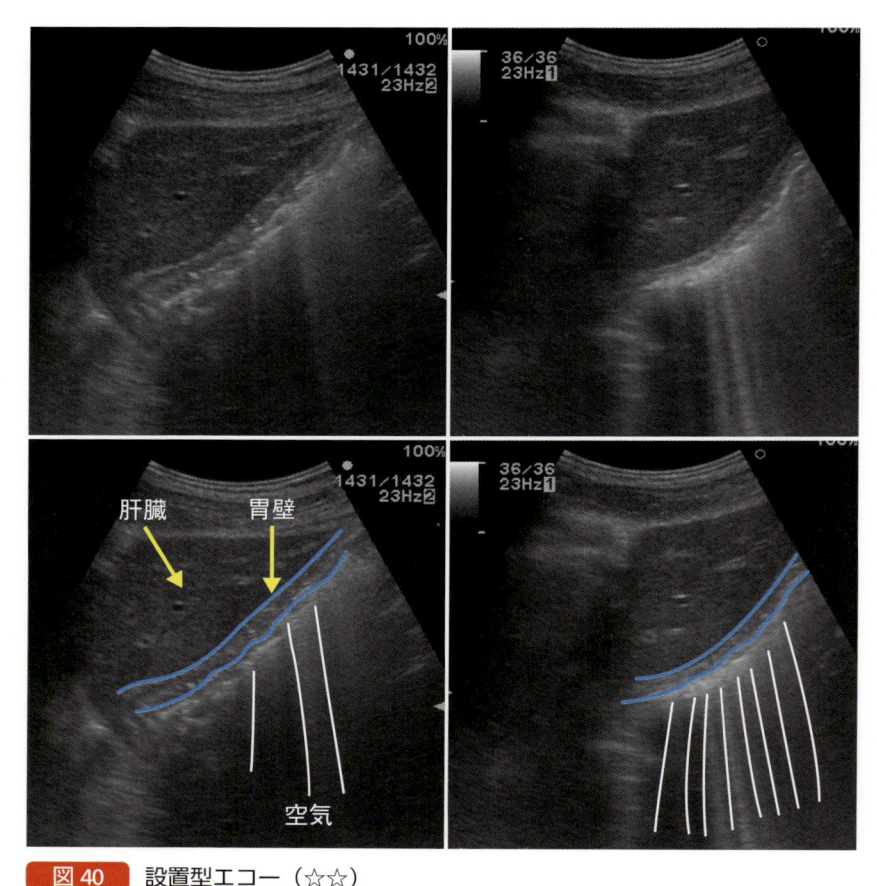

図40 設置型エコー（☆☆）
左: 空気注入前，右: 空気注入後（空気による反射が強くなる）

度は低い）である．胃瘻と同様に，「空気の可視化」を利用することでポケットエコーでも可能になる．

- 頸部食道での確認（図37，図38）: 体表プローベを使用すれば，短軸・長軸ともに確認可能．経鼻胃管を前後に動かしながら確認すれば判断しやすい．ポケットエコーでは描出困難．
- 腹部食道での確認（図39，図40）: 肝臓の背部に腹部食道が描出される．

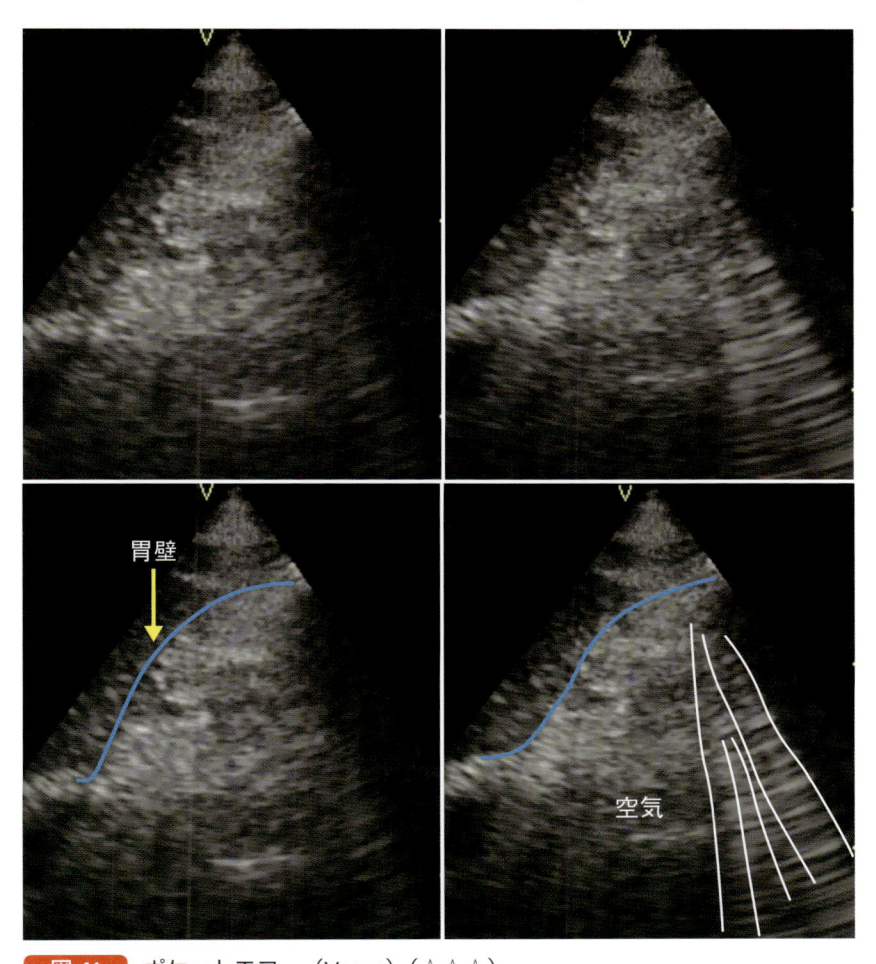

図41 ポケットエコー（Vscan）（☆☆☆）
左：空気注入前，右：空気注入後（空気による反射が強くなる）
（中外医学社 HP に動画あり）

　その部位の経鼻胃管を直接観察．空気注入法による確認（図40，図41）．仰臥位では，空気は腹壁側に溜まる．注入された空気は胃壁内部に描出される．

◀まとめ▶
- 在宅での経鼻胃管挿入方法（案）：挿入後カテーテルチップで吸引確認＋エコー確認

ポケットエコーの先導的試行

3. 眼　球

「すぐ役に立つ」度（☆）

　図42は，眼科用超音波診断装置TOMEY UD-6000による眼球のBモード画像である．眼科用ではない一般的な超音波診断装置の眼球への使用は，薬事法で禁忌扱いされている．しかし，海外ではヨーロッパを中心に眼球の超音波検査は，救急の現場を中心に頻用されており，書籍[1]でも紹介されている．また，最近では国内の記事[2]でも紹介された．

　非眼科専門医にとって，眼の救急疾患の対応は非常にストレスが大きい．当院では，眼底鏡・簡易隅角鏡，角膜フルオロセイン染色，モーガンレンズ使用を含めた眼洗浄など対応しているが，夜間に眼科救急の診察のために紹介できる医療機関となると車で1時間半〜2時間はかかる現状がある．

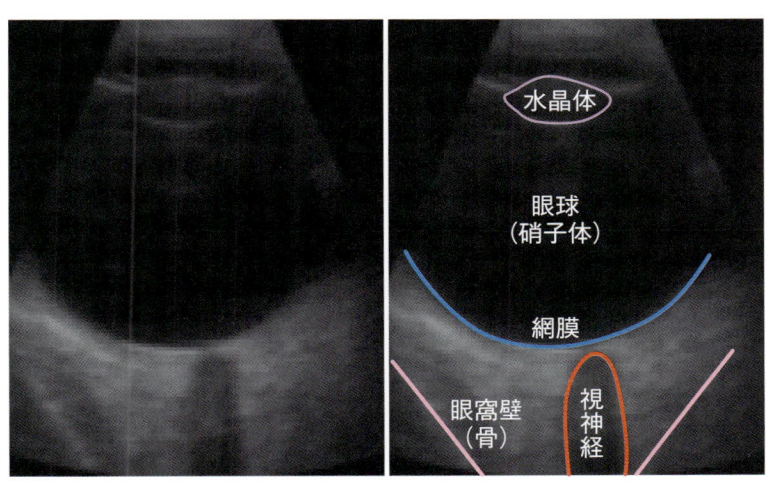

図42　眼科用超音波診断装置 TOMEY UD-6000 による眼球画像（☆）

薬事法上現時点では使用できないが，観察部位と解像度から推察すると，Vscanの浅部の分解能があれば，硝子体出血，眼球破裂，球後出血，視神経乳頭拡大などは描出できるかもしれない．一方，SeeMoreの高い浅部分解能は，網膜剝離や角膜・虹彩疾患（急性閉塞隅角緑内障や眼房水など）も描出できる可能性を秘めている．

　眼球の超音波検査は日本でも社会的な環境が許せば，非眼科専門医にとって今後非常に有用なツールとなり得る．今後のデータ集積と薬事法改正が期待される分野と考えている．

■文献

1) Levitov A, Dallas P, Slonim A. Bedside ultrasonography in clinical medicine. McGraw-Hill Professional; 2010. p. 52-7.
2) 「それで大丈夫？　ERに潜む落とし穴【第3回】眼科：網膜剝離」週刊医学界新聞．第2878号．2010年5月10日．http://www.igaku-shoin.co.jp/paperDetail.do?id=PA02878_07

ポケットエコーの先導的試行

4. 整形外科分野
（椎体，膝関節，股関節，肩関節）

「すぐ役に立つ」度（☆☆）

　現場では非常に高頻度疾患だが，診断に自信が持てない話もよく耳にする．「転倒しました！」という報告を受ける度に，骨折は？　と考えが過ぎるものである．高齢者の高頻度骨折は，①上腕骨外科頸骨折，②Colles 骨折，③椎体圧迫骨折，④大腿骨頸部骨折がある．①と②は体表が明らかに腫脹するので判断しやすいが，③と④は診察だけでは判断に迷うことも少なくない．

　また，高齢者の熱源としても，大腿骨頸部骨折や偽痛風は重要である（例：熱源検索するが，明らかな所見は認めない．しかし，関節液貯溜を診察で判断する自信もない）．

　詳しい整形外科エコーは成書を参考にしていただくとして，ここではポケットエコーででも観察可能なものを提示する．なお，③④は腹部プローベの深度で描出可能なので Vscan で十分だが，体表に関しては SeeMore の体表プローベが，ポケットエコーでは最も解像度がよい．

A　関節液貯溜（股関節・膝関節など）

[症例 1] 膝関節（図 43，44，45）

　滑膜炎，関節リウマチ，偽痛風，骨折などの原因で膝関節液体貯溜する．

[症例 2] 股関節（図 46，47）

　股関節を動かして疼痛があれば疑うが，もとからどのように動かしても痛がる高齢者や，寝たきり高齢者では診察で判断するのに迷うことも多い．また，高齢者の不明熱の原因でもあり，血腫の吸収熱で 38℃ 台の発熱が出現することもある．寝たきりの高齢者では，患者自身の ADL 障害は軽度でも，疼痛による介護者の介護負担軽減目的で手術（固定術のみ）を行うこともある．

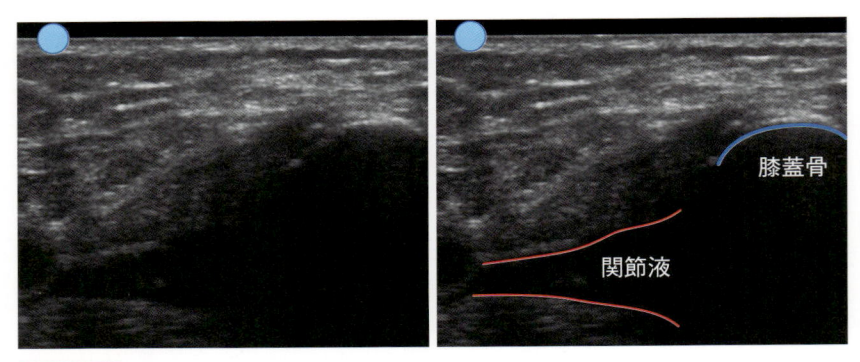

図43　膝関節液貯溜体表エコー（設置型エコー）（☆☆）

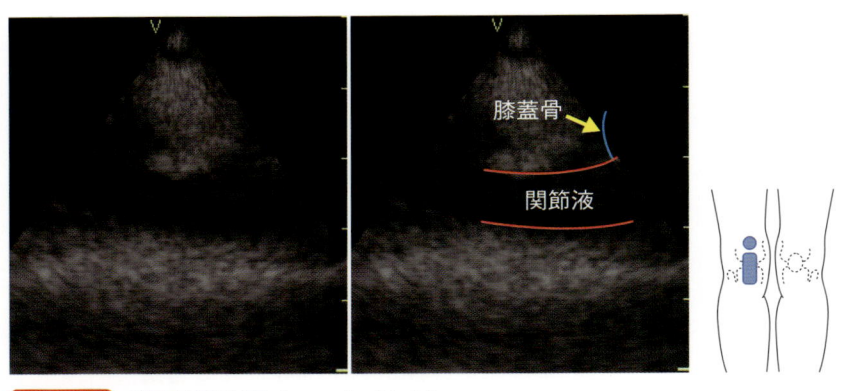

図44　膝関節液貯溜（Vscan）（☆☆）

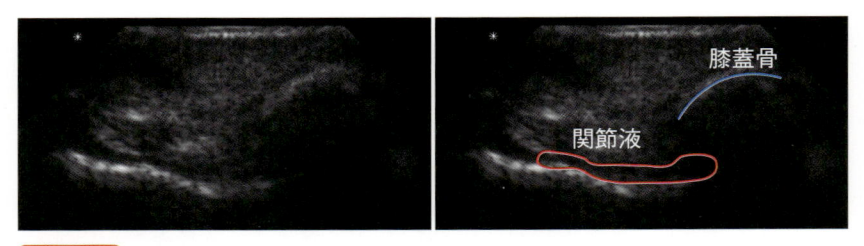

図45　膝関節液貯溜（少量）（SeeMore）（体表プローべ）（☆☆）

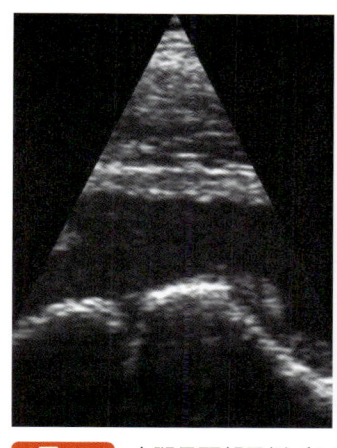

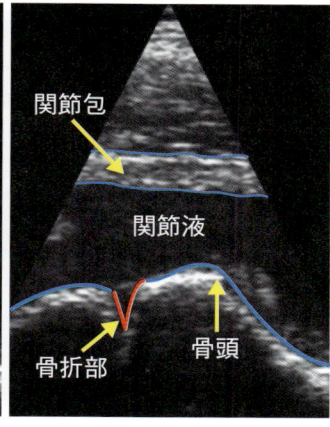

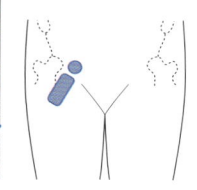

図46 大腿骨頸部骨折（ACUSON P10）（☆☆）

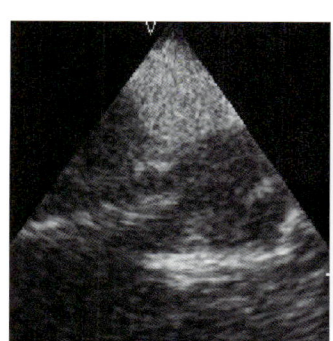

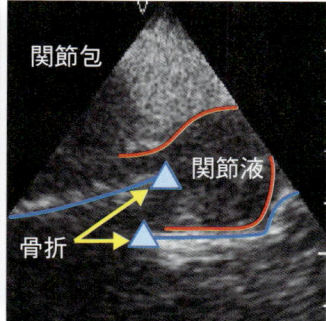

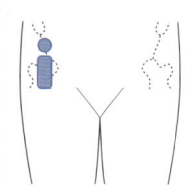

図47 大腿骨転子部骨折（Vscan）（☆☆）

B 椎体圧迫骨折

　大動脈の背部に椎体が描出される．第12胸椎〜第2腰椎まで（胸腰椎移行部：圧迫骨折の高頻度部位）が見やすい．第3〜5腰椎は腸管ガスがかぶりやすいが，描出可能なときもある．椎体の幅（高さ）を比較するだけでも明らかな骨折はわかるが，陳旧性骨折か新鮮骨折かは血腫の存在で判断する．血

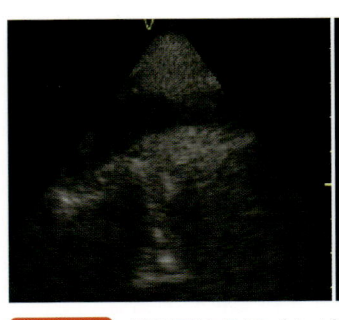

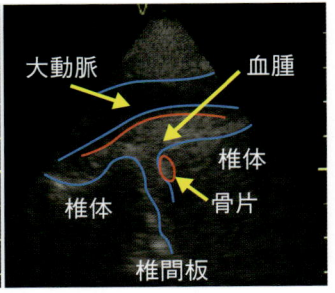

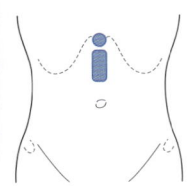

図48 椎体圧迫骨折（☆☆）
血腫が高エコーに見え，骨片も描出している（Vscan）

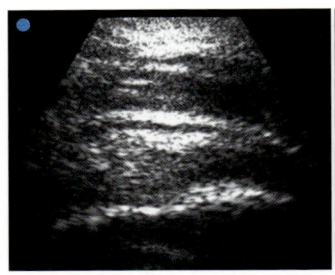

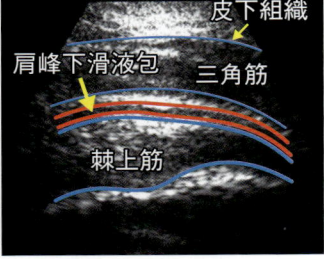

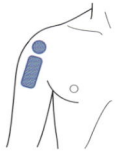

図49 棘上筋〜肩峰下滑液包（正常）（SeeMore 体表プローベ）（☆☆）

腫が低エコーなら数日以内の急性期，血腫が高エコーなら数日以上経過している亜急性期と判断できる（図48）．

C 棘上筋・肩峰下滑液包

　肩の痛みを訴える患者は多く，棘上筋・棘下筋が原因のことは多い．腱板断裂と肩峰下滑液包の液体貯溜が十分に観察可能である．エコーガイド下の肩峰下滑液包内注射にも使用可能である（図49）．

D 膝半月板脱臼

　半月板の損傷・脱臼も観察可能である．内側側副靱帯と鵞足の間のエコー

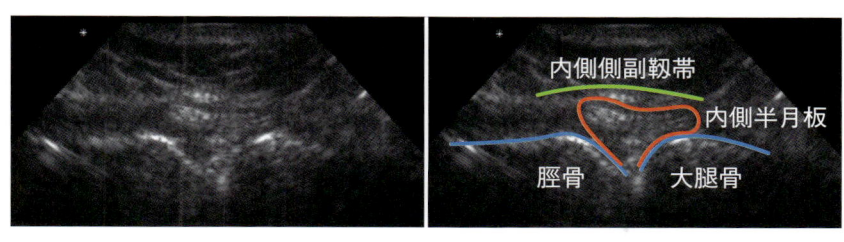

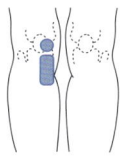

図 50 内側半月板脱臼（SeeMore 体表プローベ）（☆）

ガイド下注射にも使用可能である．実際に膝の屈曲・伸展をしながら観察するとなおわかりやすい（図 50）．

■文献

1) 小林　只，武田　温，矢野亮佑，他．ポケットエコーによる整形外科診療の有用性〜外来・往診〜．第 4 回日本プライマリ・ケア連合学会学術大会．2013.

ポケットエコーの先導的試行

5．硬膜外腔

「すぐ役に立つ」度（☆）

　棘突起の間から硬膜外腔，脊髄腔内，椎体後面の描出が可能である．これで硬膜外カテーテルを入れることはないが，持続硬膜外カテーテル留置中（少量の空気を入れればカテーテル先端の位置を可視化できる可能性）の患者のフォローとして今後有用かもしれない．

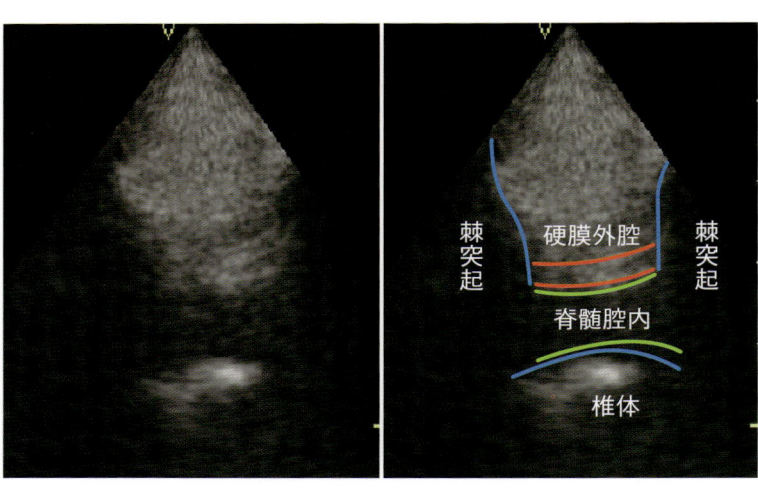

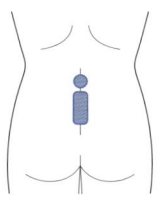

図 51　硬膜外腔（Vscan）（☆）
ポケットエコーの図

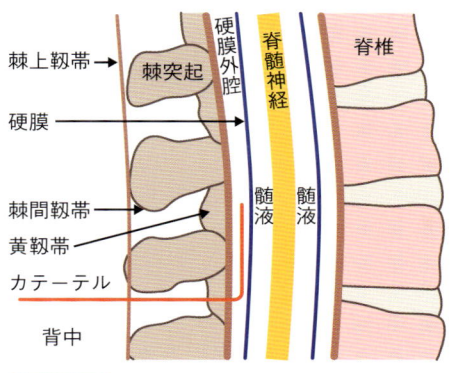

図 52　硬膜外腔の模式図
(http://seraphimeyes.air-nifty.com/dramafan/2008/11/post-ac97.html)

ポケットエコーの先導的試行

6. 褥　瘡

「すぐ役に立つ」度（☆）

　在宅，診療所で褥瘡患者を診察したことがない医師はきっといないだろう．エアマットなどの介護用具の発展と，湿潤療法の広まりもあり，昔ほど重症の褥瘡を診察する機会は減ってきている．しかし，高齢化社会が進み，その診断とアセスメントの必要性は今後も重要になってくる．

　褥瘡管理のポイントの1つに，死腔（ポケット）の有無，そして「切開の必要性」の判断がある．医療機関ならともかく，在宅で切開を行った際，膿汁の多さで寝具が汚れたり，死腔が思った以上より広くて，時間ばかりがかかってしまう可能性もある．エコーを利用することで死腔の有無と広さが判

プローベ

筋膜構造あり
筋膜構造なし

プローベ　→　切開

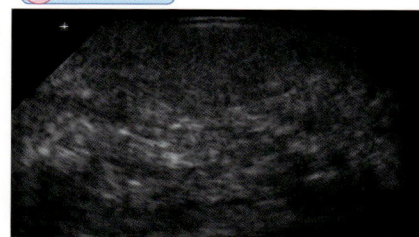

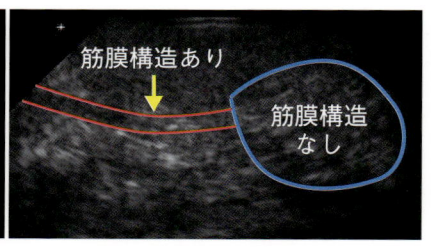

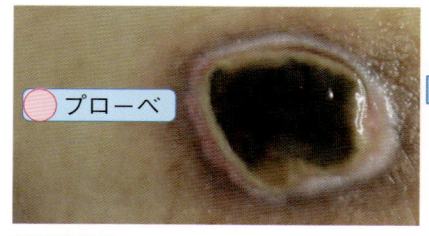

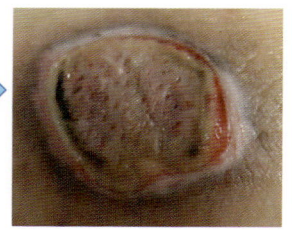

図53　褥瘡の断面図（SeeMore 体表プローベ）（☆☆）

断できる可能性がある．とはいえ，基本は「炎症所見の有無＝感染徴候の有無」の臨床判断であるのは言うまでもない．

　図 53 のエコー図と表面写真では対応した位置にプローベがある．左側は筋膜構造が保たれているが，右側では筋膜構造がなく一塊のエコー像になっている．写真からも炎症所見は認めなかった．また，低エコー領域（死腔）は認めなかったが，念のため壊死組織を切開剥離したが，死腔はなく，良好な肉芽のみだった．

■文献

1) 水原章浩，浦田克美，富田則明．アセスメントとケアが変わる 褥瘡エコー診断入門．東京：医学書院；2012．

7. 体表血管
（頸動脈，椎骨動脈，橈骨動脈）

「すぐ役に立つ」度（☆）

　在宅医療で，体表血管の描出が可能なことが有利になる状況は乏しい．Vscan はカラードップラーが使用可能だが，浅い部分が十分に見えないため，頸動脈の評価は十分にできない（完全に閉塞しているかどうかくらいはわかるが，それなら触診で十分に判断できる）．一方，椎骨動脈はそれなりに深いため描出できる．SeeMore の体表プローベは，頸動脈や橈骨動脈や橈骨皮静脈レベルでも十分描出可能だがカラードップラーに対応していない．

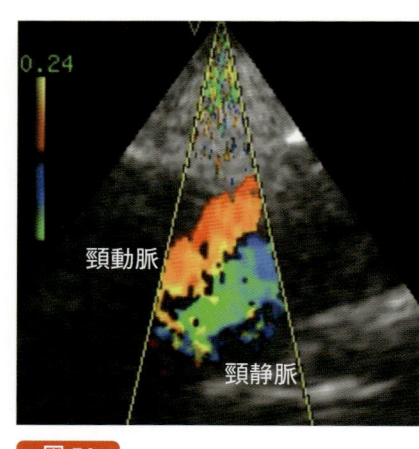

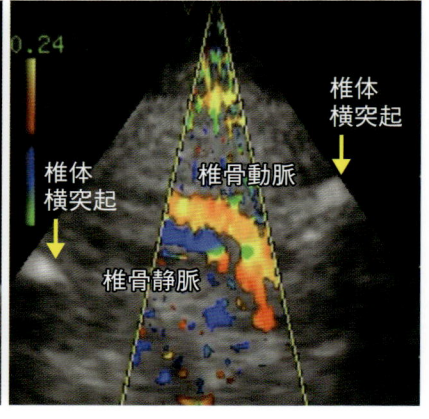

図 54
左: 頸動静脈（Vscan），右: 椎骨動静脈（Vscan）（☆）

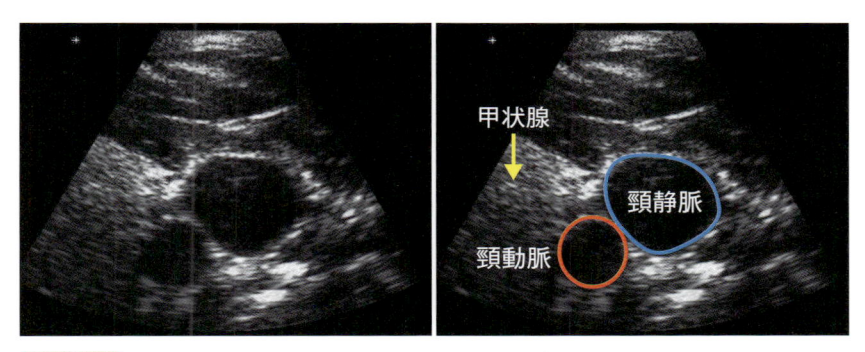

図 55　頸動静脈（SeeMore 体表プローベ）（☆）

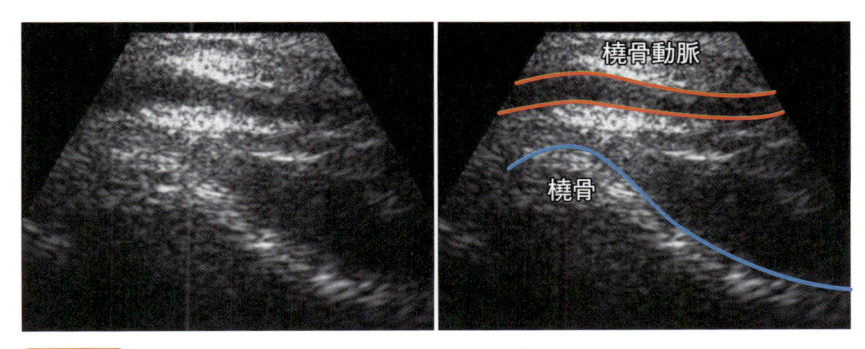

図 56　橈骨動脈（SeeMore 体表プローベ）（☆）

最後に
ポケットエコーと今後の展望

　最後まで読んで下さった読者の方々にまず感謝致します．この書籍は従来のエコーの書籍とは一風変わったテイストとなっています．本書籍のコンセプトを再度確認します．

> 単純な使用方法や画像説明だけにはしない．この機器を使って医師の技術や診療，生活，患者へ与えられるものなどが具体的にどう変わっていくのか，将来的にはどうなっていくのか，これからの展望やその将来性・可能性を考える．

　「将来的にどうなるか？」それには，機械の発展の要素だけではなく，時代の変移も大きく関わります．「超高齢化社会」と「医療（医療制度・保険制度・医療法律など）」と「医療のコスト・アクセス・質」の関係は先進国共通の課題です．高齢化社会の先進国である日本での，そして日本のなかでも超先進地域である「田舎」での方略を紡ぐことが，都市をはじめとする日本の近未来を占うことになります．
　そのためには，エコーを切り口にして「今，何をすべきか，どう勉強していくべきか」にも可能な限り言及しました．在宅に関わる医療従事者の，そして患者と患者家族の心のサポートとして，本書籍が役に立てば幸いです．
　最後に，執筆の機会を与えて下さった弘前大学医学部附属病院総合診療部加藤博之教授，編集者の鈴木真美子さん，いつも絶え間ないディスカッションをして下さった松岡史彦所長をはじめとした尾駮診療所のスタッフ，精神的にも身体的にも支えてくれた妻幸枝と長女由奈と長男尚生に感謝します．
　ありがとうございます．

2013年　まだ雪深い春に
小林　只

索　引

あ行

医療のコスト・アクセス・質	84
胃瘻	2, 28, 32, 61, 63
ウイルス性胃腸炎	28, 33
右室負荷	47
エコー	26
往診	8, 20, 25, 36, 54

か行

ガイドワイヤー	63
下大静脈	19, 37
下大静脈虚脱	15
カラードップラー	56, 57, 82
眼科用超音波	71
関節液貯留	73
肝内胆管拡張	21, 22
緩和ケア	13
気管支鏡	44, 47
気管切開	43
気管挿管	44
気胸	47, 50, 51
偽痛風	73
キュア	17
救急車	43
救急搬送	39
急性呼吸不全	39, 47, 48
急性腰痛	55
胸水	2, 37, 38
棘上筋	76
空気注入	62
空気の可視化	68
ケア	17
ケアマネージャー	36
頸動静脈	83
頸動脈	57, 82
経鼻胃管	2, 6, 43, 65, 66, 70
頸部食道	68
ゲートキーパー	23
血腫	76
肩峰下滑液包	76
抗菌薬	28
後方病院	4, 39, 47, 55
硬膜外腔	78
高齢化社会	61, 84
誤嚥性肺炎	20, 43, 66
骨折	73
コバス h 232	48
コンベックスプローベ	63

さ行

在宅	56, 70, 80, 82
在宅酸素療法	43
在宅診療	5
時間軸	4
死腔	80, 81
死亡確認	9
障害者支援施設	28
上腸間膜動脈	31
褥瘡	80
腎盂腎炎	25
心エコー	39, 44, 50
心室細動	10
心静止	10

腎臓	31
心電図	35, 38
心嚢液	39
心肺停止	10, 16
深部静脈血栓症	52
心不全	37, 38, 41
心房細動	37
心房中隔	38
診療所	80
水腎症	1, 2, 14, 15, 21, 27
髄膜炎	25
ステロイド静注	37
整形外科	55, 56, 73
設置型エコー	1, 2, 34, 63, 65, 66, 68, 74
喘鳴	36
総胆管拡張	21
総胆管結石	2, 27
鼠径ヘルニア	31

た行

大腿骨頸部骨折	73, 75
大腿骨転子部骨折	75
大腿静脈	44, 46
大動脈	31
大動脈狭窄症	57
体表	35
体表血管	82
体表プローベ	49
脱水	2, 6, 14, 19, 37
胆管炎	23, 25
胆管拡張	1
胆石	2, 21, 22, 55
胆嚢	31
胆嚢炎	27
胆嚢腫大	1
窒息	43, 47, 50
超音波ガイド下穿刺	2

腸閉塞	28, 31, 33
椎骨動脈	82
椎体圧迫骨折	76
橈骨動脈	83
橈骨皮静脈	82
動脈瘤	2, 55
特別養護老人ホーム	13, 43
独居	4, 17
ドレナージ	26

な行

内視鏡	61
内側半月板脱臼	77
尿量減少	14
尿路感染症	2
尿路結石	2, 55
認知症	4, 31
熱源検索	1, 23, 25, 73
ノロウイルス	28

は行

肺エコー	39, 44, 49, 52
肺炎	25
肺梗塞	44, 47
肺水腫	2
肺塞栓症	50
肺動脈弁逆流	44, 46
膝関節液	74
複雑性尿路感染症	27
腹水	2, 21
腹痛	28
腹部食道	68
腹部大動脈瘤破裂	55
不整脈	10, 38
ヘルパー	32, 36
蜂窩織炎	25
膀胱内液体貯溜	19

膀胱バルーンカテーテル	13
訪問看護	6,19,20,32,36,38
ポケットエコー	1,19,34,39,49, 56,60,67,69,78,84

ま行

マクロへの進歩	34,60
ミクロへの進歩	34
看取り	6,17,19
ムーアの法則	34

や行

薬事法改正	72
腰痛	54

ら行

リニア（体表）プローベ	62
輪状甲状穿刺	43

欧文

A-lines	39,44
ACUSON P10	56,75
β 刺激薬	37
B-lines	37,38,39,49
care	17
CK-MB	48
COPD	36,43,44
CT	2,23,34
cure	17
D-dimer	47,48,52
DVT	52
Forrester 分類	41
IVC	38,39
Nohria 分類	42
NT-proBNP	48
SeeMore	51,56,65,66,72, 73,74,76,77,80,82,83
TOMEY UD-6000	71
Troponin T	48
Vscan	5,52,56,64,69, 72,73,74,75,76,82
Wells スコア	52
X 線	2,25,27,50,65,66

著者略歴

小林 只（こばやし ただし）

- 1983年　埼玉県生まれ
- 2008年　島根医科大学卒業
- 2008年　公益社団法人地域医療振興協会　市立伊東市民病院で初期研修
- 2010年　同協会所属　六ケ所村国民健康保険尾駮診療所勤務　現在に至る．
- 2012年　金沢大学大学院（社会人博士課程）医薬保健研究域医学系脳医科学専攻
　　　　機能解剖学分野　「筋痛症の病態解明と治療方法の開発」を研究．
- 著書:「プライマリ・ケア地域医療の方法 diagnosis and solution in primary care」
　　　メディカル・サイエンス社（2012）

ポケットエコー自由自在（じゆうじざい）
ホントに役立つ使い方（やくだつかいかた）　　　Ⓒ

発　行	2013年7月5日	1版1刷
監　修	加藤　博之（かとう ひろゆき）	
著　者	小林　只（こばやし ただし）	
発行者	株式会社	中外医学社
	代表取締役	青木　滋
	〒162-0805	東京都新宿区矢来町62
	電　話	03-3268-2701（代）
	振替口座	00190-1-98814番

印刷・製本／三報社印刷（株）　　　　　　〈MS・YT〉
ISBN 978-4-498-01370-4　　　　　　　　Printed in Japan

JCOPY　＜（社）出版者著作権管理機構 委託出版物＞

本書の無断複写は著作権法上での例外を除き禁じられています．
複写される場合は，そのつど事前に，（社）出版者著作権管理機構
（電話 03-3513-6969，FAX 03-3513-6979，e-mail: info@jcopy.
or.jp）の許諾を得てください．